Pia Wiltgrupp

Ein Freund an deiner Seite

Pia Wiltgrupp

# Ein Freund an deiner Seite

## Gemeinsam gegen Krebs

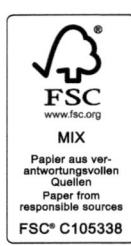

Bibliografische Information der Deutschen Nationalbibliothek:
Die Deutsche Nationalbibliothek verzeichnet diese Publikation in der
Deutschen Nationalbibliografie; detaillierte bibliografische Daten sind im
Internet über http://dnb.dnb.de abrufbar.

© 2023 Pia Wiltgrupp

Coverdesign: Lea Glaesel

Herstellung und Verlag: BoD – Books on Demand, Norderstedt

ISBN: 978-3-7347-0930-2

Für Christine.
Möge dieses Buch für andere ein Licht der
Hoffnung sein, wie deine Worte es für mich waren.

# INHALTSVERZEICHNIS

1. Vorwort :)
2. Anmerkungen :)
3. Die Diagnose :(
4. Der Moment der Wahrheit :/
5. Von Herzenswünschen :)
6. Warum ich? :/
7. Gift, das mein Leben rettet :(
8. Hilflosigkeit, Frustration und Schmach :(
9. Trotzreaktion :)
10. Zweifel :(
11. Das Halbwissen der Neunmalklugen :)
12. Brief aus der Zukunft :)
13. Die Artenvielfalt der Untersuchungen :)
14. Emotions-Explosionen :/
15. Eine Ode an die Floskeln :)
16. Von Kunst-, Musik- & Sporttherapie :)
17. Konfrontation und Aussprache :(
18. Akzeptanz :)
19. Panik und Angst :(
20. K...R...E...B...S :/

21. Veränderungen :/
22. Schnipp, Schnapp – Haare ab! :(
23. Alltag :)
24. Trugbild am Morgen :)
25. Blicke auf den Straßen :)
26. DIY: Wie man mit Kranken spricht :)
27. Ein kleiner Sonnenstrahl :)
28. Die Schönheit von Narben :)
29. Stigmata und Totgeschwiegenes :/
30. An meine kleine Schwester :)
31. Wahre Freunde :)
32. Abrechnung mit dem Schicksal :(
33. Von Kälte, Übelkeit und Schmerz :(
34. Zombieapokalypse ahoi! :)
35. Nachrichten vom PET-CT :)
36. Das Grauen einer Kinder-Krebs-Station :(
37. Wie geht es dir? :)
38. Spieglein, Spieglein an der Wand :/
39. Krankenhausgeschichten :)
40. Prioritäten :)
41. Melde mich gesund! :)
42. Nachkontrollen-Fieber :(
43. Eine wohlverdiente Auszeit :)
44. Weisheiten und Allerlei :)
45. Das Leben ist schön :)
46. Ende gut, alles gut? :/
47. Nachwort :)
48. Danksagung :)

## VORWORT :)

Hey du!

Danke. Danke, dass du dieses Buch aufgeschlagen hast. Danke, dass du mich etwas erzählen lässt. Ich könnte mir vorstellen, dass es dich einiges an Überwindung gekostet hat. Schließlich ist das Ganze hier kein Zuckerschlecken. Aber bevor wir damit beginnen, musst du etwas für mich tun. Kannst du dich vor einen Spiegel stellen? Sieh dich an. Du bist absolut wundervoll. Ich wollte dir nur einmal zeigen, welch ein Glück ich habe, dass ausgerechnet DU dieses Buch lesen willst! Kannst du bitte noch eine Sache für mich tun? (Ich weiß, es ist äußerst unverschämt von mir, aber ich brauche wirklich deine Hilfe dabei!) Lächle. Zieh die Mundwinkel nach oben und zeige mir dein schönstes Lächeln, auch wenn dir vielleicht gerade nicht danach ist. Glaub mir, es hilft wirklich.

Uff, und wie das hilft! Hättest mich ja ruhig mal vorwarnen können. Du strahlst ja förmlich! Hast du dir gemerkt, wie dein Lächeln aussieht? Ich werde dich, wenn wir am Ziel angekommen sind, noch einmal danach fragen. Bis dahin ist es deine Aufgabe, gut auf dein Lächeln aufzupassen und es unter keinen Umständen zu verlieren, okay?

Denn ... machen wir uns nichts vor: Es gibt einen bestimmten Grund, weshalb du das hier gerade liest. Ich weiß natürlich nicht, ob es dich selbst erwischt hat oder einen deiner Lieben, aber wie auch immer du auf mich und meine Geschichte gestoßen bist: Es tut mir wirklich leid. Krebs (ich kann das Wort nicht leiden, wie du bald feststellen wirst) ist eine erschütternde Diagnose, die selbst den Stärksten von uns den Boden unter den Füßen wegreißt. Er klopft nicht an und fragt, ob es gerade passt – er kommt einfach angestürmt, reißt dich wie ein Hurrikan aus Alltag und gewohnter Umgebung, setzt dich in eine ganz andere, unbekannte Welt voller Untersuchungen und gruseliger Krankenhaus-Geräte, sorgt dafür, dass dich die Leute ganz anders, fast schon komisch behandeln – und dann hat er nicht einmal den Anstand, sich für das ganze Chaos entschuldigen, das er auf seinem Weg hinterlässt. Tja, du siehst: Krebs ist ziemlich unhöflich.

Aber genau deswegen ist es so wichtig, dein Lächeln zu behalten und es vor dem Krebs zu beschützen! Du darfst ihm nicht auch noch die Macht geben, dich zu kontrollieren. Er darf niemals die Genugtuung bekommen, zu denken, er sei stärker als du – er ist nämlich nicht nur unhöflich, sondern auch arrogant und würde sich unglaublich viel darauf einbilden. Lass bitte nicht zu, dass er dich kleinkriegt – steh auf, schrei ihn an oder lache ihn aus, aber lass ihn nicht gewinnen!

Bis wir am Ziel sind und den Krebs besiegt haben, wird sicherlich einige Zeit vergehen. Es wird nicht einfach werden, aber denke daran: Du hast immer dein Lächeln bei dir und das allein kann dir so viele Türen öffnen. Es begleitet dich überall hin.

Außerdem hast du ja jetzt mich! Lass mich dir von meinen Erfahrungen berichten und meine Gedanken erklären, kurz gesagt: Lass mich dir eine Geschichte erzählen. Meine Geschichte. Vielleicht kann ich dir ja etwas auf deinen Weg mitgeben. Gestatten, mein Name ist Pia und ich bin – zum Zeitpunkt meiner Diagnose – 15 Jahre alt.

## ANMERKUNGEN :)

Bevor wir beginnen, gibt es noch einige kleine Hinweise von meiner Seite:

Da dieses Buch sowohl für Betroffene als auch für Laien geschrieben wurde, sind die Texte an einigen Stellen ziemlich düster – denn so sieht die Realität nun einmal aus. Deshalb werden die Kapitel immer mit einem Smiley gekennzeichnet sein.

:) steht für überwiegend positive und zuversichtliche Inhalte, die deshalb zu jedem Zeitpunkt gelesen werden können.

:/ steht für gemischte Gefühle innerhalb des Kapitels. Es ist ein Mittelmaß zwischen den anderen Smileys und behandelt sowohl fröhliche als auch traurige Gefühle.

:( steht für ein eher trauriges und negatives Leseempfinden.

Natürlich sind dies meine subjektiven Empfindungen. Alleine du entscheidest, ob du dich für ein bestimmtes Thema bereit hältst oder nicht. Es liegt keine Schande darin, ein Kapitel zu überspringen. Die Smileys dienen nur als Orientierung, falls du einen schlechten Tag hast und dann nicht unbedingt ein trauriges Kapitel lesen möchtest.

Die Kapitel sind aus diesem Grund auch unabhängig voneinander aufgebaut, sie können also durcheinander gelesen werden. Es ist allerdings sinnvoll, sich möglichst an die gegebene Reihenfolge zu halten, da die Kapitel chronologisch geordnet sind. Es ist aber nicht schlimm, ein oder zwei Kapitel auszulassen.

Wie dem geschulten Leser vielleicht ins Auge springt, wechselt die Sichtweise zwischen den Kapiteln. Ist der Text in der Ich-Form geschrieben, habe ich die Situation genauso erlebt, ist er in der dritten Person Singular (sie) geschrieben, habe ich mich von meinen Erfahrungen nur inspirieren lassen und daraus den Text geformt. Ich hoffe, das ist nicht zu verwirrend für dich.

Wie auch immer. Nun viel … Freude mit dem Buch? Oder lieber Spaß? Das klingt irgendwie alles etwas heuchlerisch. Weißt du was? Ich wünsche dir einfach viel Kraft und Gesundheit.

# DIE DIAGNOSE :(

„Alles wird gut." Immer und immer wieder flüstere ich diese Worte in der naiven Hoffnung, sie würden mich beruhigen ... und ganz, ganz vielleicht auch wahr sein.

Nervosität, Sorge, Angst, Panik, Hoffnung. Mein Herz klopft mir bis zum Hals, als ich den stilvollen, aber kühl eingerichteten Raum betrete. Die Gefühle schwirren mir quer durch den Kopf, drehen sich schneller und schneller, vermischen sich zu einem Ballett aus Optimismus und Pessimismus. Wie beiläufig registriert mein Gehirn – trotz des wilden Gedankentanzes – den großen Stuhlkreis aus sieben Stühlen, in dessen Mitte sich ein kleiner weißer Tisch befindet. Darauf Blumen und – wie unglaublich ermutigend – Taschentücher. Einen plötzlichen Fluchtreflex bekämpfend nehme ich zwischen meinen Eltern und gegenüber den Ärzten und den Krankenschwestern Platz. Ich will nicht hier sein. Hier sein müssen. Ich will nach Hause. Verdammt, überall ist es besser als hier! Ich will in die Schule und diesen blöden Biologie-Test über Mitose und Meiose nachschreibe n, für den ich in der letzten Woche über fünf Stunden gelernt habe! Aber nein, stattdessen sitze ich nun hier, schweige und höre, wie sich Optimismus und Pessimismus in meinem Kopf ein wortreiches Duell liefern .

Optimismus lehnt sich etwas vor und fragt ungläubig: „So viel Aufwand, nur um uns zu sagen, dass wir gesund sind?" Pessimismus lacht sarkastisch auf, tätschelt den Arm seines Gegenspielers und höhnt: „Ja, klar, rede dir das ruhig ein." Ich habe Angst. Wenn ich daran denke, was genau dieser dumme geschwollene Lymphknoten an meinem Hals alles sein könnte, dreht sich mir der Magen um und ich bekomme Herzrasen. Mein Hals schnürt sich zu, ich habe das Gefühl zu ersticken. Meine Nackenhaare stellen sich auf und es läuft mir eiskalt den Rücken herunter. Optimismus legt mir besorgt einen Arm um die Schulter. „Beruhige dich. Bleib einfach locker. Das wird schon! Du hast die Ärzte doch gehört: Es gibt einen ganz breiten Fächer von Dingen, die einen Lymphknoten zum Schwellen bringen können. Das, woran du denkst, ist nur eine böse im Vergleich zu vielen harmlosen Möglichkeiten, ja?" Optimismus lächelt mich aufmunternd an, als Pessimismus ihm auf die Schulter tippt:

„Ähm, ich will ja wirklich nicht unhöflich sein, aber erstens kann irgendetwas nicht in Ordnung sein, denn ansonsten würden wir nicht in diesem pseudo-gemütlichen Raum sitzen. Und zweitens: Guckt euch mal bitte die Blicke der vier Spezialisten da an! Seht ihr die zusammengezogenen Augenbrauen? Die traurigen Augen? Die schmalen Lippen? Die hängenden Schultern? Du rühmst dich doch sonst mit deiner emotionalen Intelligenz, Pia. Hindert dich deine Naivität gerade daran, Gefühle zu lesen?" Leider muss ich Pessimismus zustimmen. Die Traurigkeit und das Bedauern springen mir geradezu ins Gesicht. Ich atme einmal tief durch und stelle dann Blickkontakt mit einem der Ärzte her, um zu signalisieren, dass ich bereit bin. Okay. Es geht los. Ich schicke ein letztes Stoßgebet gen Himmel. Lass es das nicht sein. Lass es das nicht sein.

„Pia, du leidest an dem Hodgkin-Lymphom." Oh. Ich bin krank. Aber – aber das ist doch bestimmt besser als die Alternative, die mir im Kopf umherspukt, oder? Die Erklärung, die folgt, ist wie ein Schlag ins

Gesicht. „Im Volksmund bezeichnet man das Hodgkin-Lymphom auch als Lymphknotenkrebs."

Nein. Nein, nein, nein, nein, nein. Das kann nicht sein. Das darf nicht wahr sein. Das ist gar nicht möglich. Das ist einfach lächerlich. Hier muss ein Fehler vorliegen. Ich meine, wie sollte ich …? Was? Wie? Warum? Ich … Hä???

Du erlebst live, wie es sich anhört, wenn eine Welt zusammenbricht. Optimismus springt auf und will sich auf den Arzt stürzen, der mich weiterhin traurig ansieht. „Wie kann er es wagen? Wie? Über so etwas macht man keine Witze!" Anklagend deutet Optimismus mit dem Finger auf ihn, wird von Pessimismus am Vorstürmen gehindert. „Sie sollten sich schämen! Nehmen Sie das auf der Stelle zurück!" Als Optimismus eine Pause vom Schreien einlegt, beugt Pessimismus sich vor und flüstert: „Sieh dir seine Augen an. Er lügt nicht." Die beiden ehemaligen Gegenspieler in meinem Kopf fallen sich kraftlos in die Arme und ich bemerke, dass ich den Arzt vor mir immer noch schweigend anstarre.

Krebs. Wie Gift sickert das Wort in meinen Kopf, breitet sich aus und betäubt nach und nach alles. Mein Kopf nimmt die alles zerstörende Information zwar auf und erkennt auch die möglicherweise fatalen Folgen („Hättest du den Lymphknoten nicht gefunden, wäre der Krebs tödlich verlaufen!"), aber er leitet die Bedeutung dahinter nicht an mein Herz weiter. Ich fühle nichts außer gähnende, alles verschlingende Leere.

Trotzdem fließen die Tränen in Sturzbächen meine Wangen hinab, als die Anwesenden nach und nach versuchen, mich und meine Eltern zu trösten. Meine Eltern sitzen neben mir und halten je eine meiner Hände. Ich traue mich nicht, in ihre Gesichter zu schauen. Ich will den Schmerz, die Qual nicht sehen. Gefühle, die meine Diagnose, die ICH in ihnen auslöse. „Das Hodgkin-Lymphom ist zwar sehr selten, aber gut behandelbar. In deinem Stadium, Stadium zwei, bekommst du vier Monate Chemotherapie und dann unter Umständen noch zwei Monate Bestrahlung. Über diesen Zeitraum darfst du aber leider nicht zur Schule." BAM. Der erste Schlag mit dem Hammer, der mich wieder zurückholt in die kalte, erbarmungslose, schmerzhafte Realität. Wie soll ich sechs Monate lang nicht zur Schule gehen? Ich bin in der zehnten Klasse, die Vorbereitungen fürs Abitur beginnen langsam! Die Ärzte erklären, es sei zu gefährlich, mich den Bakterien und Viren größerer Menschenansammlungen auszusetzen. Die Chemotherapie greife mein Immunsystem an. BAM. Zweiter Schlag. Außerdem tue sie nicht nur das – sie greife alle schnellwachsenden Zellen an, darunter auch Knochen, Muskeln und die Haare. BAM. Schlag, Schlag, Schlag. Ich will nicht mehr. Ich möchte das nicht mehr hören. Ich will aussteigen. Das ist ein ganz blödes Spiel. „Aber genau da liegt das Problem", flüstert eine kleine gehässige Stimme in meinem Kopf. „Das hier ist kein Spiel. Das ist jetzt dein Leben."

Dann holen die Ärzte zu ihrem finalen Schlag aus, der mich endgültig wachrüttelt und meinem Herzen einen Tritt versetzt: Die Chancen stehen 50/50, dass ich durch die Chemotherapie keine Kinder bekommen kann. Natürlich. Das hat gerade noch gefehlt. Nicht nur hat die Chemotherapie, die mein Leben retten soll, echt viele scheiß Nebenwirkungen, die ich sofort spüren werde, sie hat dazu auch noch LANGFRISTIGE scheiß Nebenwirkungen! Ich würde mal sagen: Pia, du hast den Jackpot geknackt! Ich könnte heulen. Falsch. Ich tue es bereits. Ich greife nach einem der Taschentücher und lasse mich in meinen Stuhl zurückfallen. Ich fühle mich schwach und ausgelaugt.

Die Taubheit gegenüber der Realität kehrt zurück und mit ihr ein Nebel, der meine Synapsen blockiert und mich daran hindert, der Unterhaltung noch länger zu folgen. Aber das will ich auch gar nicht. Ich kann nicht mehr. Ich bin dankbar für die Ruhe, die den schmerzhaften Gefühlssturm ablöst. Von den darauffolgenden Worten kriege ich so gut wie nichts mehr mit. Meine Eltern, obgleich sie mindestens genauso schockiert wirken wie ich, schaffen es irgendwie, Fragen zu stellen und Antworten zu geben. Die Stimme meiner Mutter zittert unkontrolliert. Der Arzt versucht, sie mit den Worten zu trösten: „Das ist das schlimmste, was Eltern überhaupt passieren kann." Mein Vater widerspricht. Er klingt unglaublich traurig und wütend: „Nein. Es ist noch nicht das schlimmste." Meint er etwa …? Ich kann es gar nicht denken.

Erst, als es wieder Zeit wird, zurück auf mein Zimmer zu gehen, kehren einige Gedanken und Gefühle zurück. Ich laufe den Stationsflur entlang, begegne einigen Schwestern und Patienten. Meine Eltern sind direkt hinter mir. Eine Krankenschwester sagt zu meiner Mama: „Sie sind jetzt Mutter eines krebskranken Kindes." Ich bin eine Krebspatientin, realisiere ich langsam. Und dann mit ziemlicher Heftigkeit: Ich bin Krebspatientin.

In meinem Zimmer angekommen, werfe ich mich auf mein verhasstes Krankenbett und beginne lauthals zu schluchzen, denn eines ist sicher: Ich habe Krebs.

Rein gar nichts ist gut.

## DER MOMENT DER WAHRHEIT :/

Inzwischen sind drei Stunden vergangen. Drei Stunden, in denen die Worte „Krebs", „Lymphknoten" und „Hodgkin-Lymphom" mein Gehirn wie dickflüssiges Gift verstopft und am klaren Denken gehindert haben. Langsam schiebt sich nun das schlechte Gewissen wie ein Sonnenstrahl durch die verhangenen Regenwolken – ein ziemlich deprimierender Sonnenstrahl, aber immerhin. Ich muss es dir sagen, stelle ich nüchtern fest. Du weißt, dass wir heute Vormittag die Diagnose erhalten sollten – inzwischen wartest du bestimmt schon auf Neuigkeiten.

Gute Neuigkeiten, die ich dir leider nicht geben kann.

Wie soll ich es dir nur sagen? Wie soll ich dir schonend beibringen, dass ich, die du halb im Spaß als deine Seelenverwandte bezeichnet hast, Krebs habe? Hilflos frage ich meine Eltern um Rat, doch auch sie wissen keine Antwort. Also setze ich mich in meinem Krankenbett auf, wische den Fluss aus Tränen unwirsch fort und wähle deine Nummer. Es dauert vier Freizeichen, bis du annimmst. Lächelnd erscheint dein erwartungsvoller Blick auf dem Bildschirm, begierig darauf, beruhigende Nachrichten zu erfahren. „Hey. Wir haben die Diagnose." Hoffnung weicht Besorgnis, als ich diese Worte ohne einen Hauch von Freude ausspreche. „Ich ... ich weiß gar nicht, wie ich es sagen soll." Als sich bei diesen Worten Panik auf deinem Gesicht ausbreitet, beginnen meine Tränen wieder zu fließen. Und dann lasse ich die Bombe fallen: „Ich habe Lymphknoten-Krebs."

Ich muss mir an der Stelle mal selbst gratulieren. Innerhalb von drei Sätzen habe ich es geschafft, dich völlig sprachlos zu machen – das passiert nicht allzu oft. Volle zehn Sekunden vergehen, in denen die Welt still steht – oder vielleicht ist es auch nur der Bildschirm, denn das W-LAN hier im Krankenhaus ist nicht das Beste. Du starrst mich nur an, und plötzlich kann ich nachvollziehen, wie sich der zuständige Arzt vor einigen Stunden im Gespräch mit mir gefühlt haben muss. Stumm flehen deine Augen mich an, die Worte zurückzunehmen. Kurz bin ich versucht, genau das zu tun – lass uns behaupten, alles wäre Friede, Freude, Eierkuchen. Als hätte ich bloß einen blöden Scherz gemacht! Aber was würde das bringen?

Es schmerzt wie ein Dolchstoß mitten ins Herz, dir die Wahrheit sagen zu müssen. Schmerzt, dass ich nicht imstande bin, etwas dagegen zu unternehmen, es rückgängig, einfach ungeschehen zu machen, weder für mich noch für dich. Gleichzeitig bin ich überwältigt, dass ich dir so viel bedeute, dass meine Diagnose diese Gefühlsregung auf deinem sonst so gefassten Gesicht auslösen kann. Ich bin plötzlich so unglaublich froh, dich zu haben.

Ich beginne, die positiven Seiten meiner Krankheit aufzuzählen. Ich befinde mich ganz am Anfang des zweiten Stadiums, das heißt, wir haben den Krebs relativ früh entdeckt; Lymphknoten-Krebs ist zwar selten, aber sehr gut behandelbar; die Heilungschancen liegen deutschlandweit bei 85 bis 90 Prozent.

Aber tief in mir weiß ich, dass gerade etwas in uns beiden zerbrochen ist. Ich glaube, es ist diese arrogante Naivität eines jeden Teenagers, die uns gerade genommen wurde. Der feste, unerschütterliche Glaube, dass einem selbst und seinen Freunden schon nichts passieren wird, denn wie KÖNNTE es? Nun, es kann, wie wir beide gerade realisieren.

Nun beweist du mir wieder einmal den wahren Wert unserer Freundschaft. Es scheint geradezu selbstverständlich für dich zu sein, zu mir zu kommen, sobald ich wieder zu Hause bin. Sag jetzt nicht, das sei es auch – nimm das Lob einfach an, okay? Was folgt, sind einige der dunkelsten Stunden meines bisherigen Lebens, aber du bist da. Bist da und bringst Schokolade mit. Wirfst dich mitsamt dieser aufs Bett und wir reden. Ich weine. Du natürlich nicht, denn wie es sich für echte Seelenverwandte gehört, bist du der emotionale Mangel zu meinem Überschuss. Du bist stark für mich, jetzt, wo ich schwach bin. Gemeinsam schaffen wir es sogar, zu lachen.

Ich weiß bis heute nicht, womit ich dich verdient habe. Ohne dich würde ich all das hier nicht durchstehen. Ich weiß ja, dass du das hier sowieso liest, darum: Danke. Für alles, einfach.

## VON HERZENSWÜNSCHEN :)

Stell dir vor, in genau diesem Moment würde eine gute Fee vor dir auftauchen und dir einen Wunsch gewähren. Sie schwebt direkt vor deinem Gesicht, du spürst den Wind ihrer zarten, flatternden Flügel und kannst den glitzernden Feenstaub, der sie umgibt, erahnen. Stell dir vor, du wärst der Held in deinem eigenen Märchen – was würdest du dir wünschen? Weltfrieden vielleicht? Deine eigene Gesundheit? Etwas ganz anderes? Ich muss gestehen, ich selbst würde sehr zwischen den beiden ersten Optionen schwanken – und ich könnte auch nicht garantieren, dass ich nicht die eigennützigere Entscheidung treffen würde. Die Gesundheit ist nun einmal eine der wichtigsten Voraussetzungen für ein glückliches Leben. Leider tendieren wir Menschen dazu, sie erst wertzuschätzen, wenn sie uns genommen wird. Was würde ich dafür geben, auf der Stelle gesund zu werden! Doch leider ist das Leben kein Märchen.

Trotzdem gibt es auf der Welt gute Feen, die einigen von uns einen Herzenswunsch erfüllen wollen. Wir sind zurück in der Realität, sodass meine beiden Träume wohl oder übel ausscheiden müssen – denn auch gute Feen haben in dieser Welt nur einen begrenzten Vorrat an Feenstaub. Doch sie können so einiges scheinbar Unmögliche mit einem Schwung ihrer Zauberstäbe verwirklichen.

Meine gute Fee heißt Annette von der Organisation Kinderträume e. V. Zusammen mit ihren Mitarbeiter-Feen erfüllt sie lebensbedrohlich erkrankten Kindern ihre sehnlichsten Wünsche. Ich lerne Annette – wie in einem wahren Märchen – an einem der schlimmsten Tage meines Lebens kennen: der erste Tag Chemotherapie. Ich habe den Schock über meine Diagnose noch nicht ansatzweise verdaut; Tränen stehen quasi konstant auf der Tagesordnung; meine OP zum Port einsetzen liegt gerade einmal einen Tag zurück, sodass die rechte Seite meines Oberkörpers brennt wie Feuer, und ich habe furchtbare Angst. Da steht Annette plötzlich in meinem Zimmer und erzählt mir von Kinderträume e. V. und ihrem Ziel: Kranken wie mir einen Herzenswunsch zu erfüllen. Sie berichtet von einem Kleinkind, das den Weihnachtsmann getroffen hat; von einem Teenager, der das Weiße Haus besuchen durfte; von Kindern, die ihre Lieblings-Stars und Schauspieler treffen konnten – all das und viel mehr hat die Organisation durch Spendengelder ermöglicht. Ihre freundliche Art und ihre Erzählungen wärmen mein Herz, welches seit meiner Diagnose zu Eis erstarrt ist. Und das Verrückteste: Sie wollen auch mir einen Herzenswunsch erfüllen!

Mein erster Gedanke? „Nein. Das ist falsch. Das verdiene ich nicht."

Wie könnte ich auch? Ich meine, was habe ich denn geleistet? Ich bin nicht tapfer oder stark. Es gibt Kinder, denen Gliedmaßen abgenommen werden müssen; Kinder, die eine viel intensivere Chemo brauchen als ich; Kinder, die seit Jahren darum kämpfen, gesund zu sein – sie alle verdienen ihren Wunsch. Aber ich? Meinen sollten diese Kinder obendrein noch bekommen, das wäre nur fair. Ich verdiene das nicht.

Ich versuche hier nicht, sympathisch zu wirken, das sind wirklich meine Gedanken – und deshalb gebe ich auch zu, dass sich meine Meinung im Laufe der Chemotherapie ändert. Denn ich muss natürlich nicht sofort zusagen und entscheiden, was ich mir wünsche, ich bekomme eine Menge Bedenkzeit. Je länger die Chemo jedoch andauert, desto mehr fange ich an zu glauben, dass ich den Wunsch vielleicht doch verdient habe – denn jede Chemo ist scheiße. Es gibt keinen guten Krebs! Deshalb sollte man auch nicht unterscheiden, wer mehr leiden muss und daher eher einen Wunsch verdient. Zumindest fühlt es sich gut an, das zu glauben.

Aber kaum bin ich über meine Bedenken hinweg, stolpere ich auch schon kopfüber ins nächste Dilemma: Was soll ich mir bloß wünschen? Die Möglichkeiten sind zwar nicht endlos, aber definitiv groß. So groß, dass ich hoffnungslos überfordert bin. Also beginne ich eine Liste mit Ideen für meinen Herzenswunsch. Ich könnte meine Lieblingsschauspieler treffen oder meine Lieblingssänger, ich könnte einen unglaublichen Ausflug mit meiner Familie machen, ich könnte, könnte, könnte … Ich habe so viele Ideen – und gleichzeitig keine einzige. Irgendwie fühlen sich all diese Dinge nicht richtig an. Keine Option lässt mein Herz so begeistert aufschreien, wie es bei einem Herzenswunsch der Fall sein sollte.

Es dauert über zwei Monate, bis mir plötzlich die zündende Idee kommt. Seit der fünften Klasse träume ich davon, Schriftstellerin zu werden und Bücher zu veröffentlichen! Weshalb ist mir das nur nicht früher eingefallen? Schnurstracks schreibe ich eine E-Mail an Kinderträume e. V. und bin ganz aus dem Häuschen, als sie zusagen. In den kommenden Monaten unterstützen sie mich, bis es so weit ist: Ich veröffentliche mein eigenes Buch.

Liebe Annette, lieber Kinderträume e. V., ich danke euch. Ihr habt mir wahrhaftig meinen Herzenswunsch erfüllt. Was ihr leistet, verdient Applaus!

Übrigens, falls du dich wunderst: Ja, mein Herzenswunsch ist genau das Buch, das du gerade liest.

## WARUM ICH? :/

Tränen. Sie können durch verschiedenste Emotionen hervorgerufen werden. Freude. Traurigkeit. Oder wie in meinem momentanen Fall: Wut. Über eine Woche lang hocke ich jetzt schon im Krankenhaus. Wie so oft sitze ich in meinem Bett und starre die bunt bemalte Zimmerdecke an. Die Idee dahinter, den Kindern damit ein wenig Kraft zu schenken, ist süß – aber helfen tut sie mir nicht. Die Tränen laufen über mein Gesicht, folgen den Gesetzen der Schwerkraft und versickern schließlich in meinem Oberteil. Ich balle die Hände zu Fäusten. Es ist Nachmittag; die Chemo für heute ist schon durch. Doch auch das gibt mir keinen Mut. Ich lockere meinen Kiefer, der vor lauter Anspannung schmerzt. Mein Brustkorb steht kurz vorm Platzen, also greife ich nach meinem Kissen. Nicht jenes weiße, unpersönliche aus dem Krankenhaus, sondern mein eigenes von zu Hause mit einem Pummeleinhorn darauf, welches mich eigentlich trösten soll, aber mein Heimweh nur verschlimmert. Ich drücke mein Gesicht in den weichen Stoff und schreie.

Warum?!? Warum hat der Krebs mich erwischt? Ich verstehe es nicht. Wieso? Was habe ich bloß getan? Die Krankheit kommt mir vor wie eine kosmische Bestrafung. Nur ... wofür? Ich schreie, bis keine Luft mehr in meinem Lungen ist. Schreie, bis mir vom Sauerstoffmangel schwindlig wird. War ich ein schlechter Mensch? Ich glaube nicht. Ich schnappe nach Luft und schreie erneut, lauter diesmal. Fast schon eher Kreischen. Es gibt so viel Böses in der Welt –

doch nein, ICH bin diejenige mit den Tumoren im Körper! ICH bekomme die Chemo! ICH bin die, die hier eingesperrt ist! Genauso fühlt es sich nämlich an. Ich sträube mich gegen diesen ganzen Ort; projiziere meinen Hass auf das Krankenhaus. Ich habe so gut wie nie etwas getan, was meine Eltern verboten hatten. Ich bin eine vorbildliche Schülerin und als Freundin, Tochter und Schwester auch nicht so verkehrt. Ich spende Kleidung und Geld, versuche meinen Plastikmüll und Wasserverbrauch zu reduzieren und ich bemühe mich, wirklich ausnahmslos tolerant und vorurteilsfrei zu sein. Also warum verdammt noch mal bin ich hier die Kranke? Was ist daran gerecht, wenn jemand, der stets sein Bestes gibt, Krebs bekommt? Warum? Weshalb sitze ich hier, in Lebensgefahr schwebend, und nicht irgendein Mörder? Meine Schreie gehen langsam in Schluchzer über. Ganz großes Kino: Jetzt habe ich auch noch Halsschmerzen vor lauter Geschrei. Besser hätte es wirklich nicht laufen können.

Doch mit den Schluchzern kommen auch die Zweifel. Vielleicht habe ich es ja doch verdient. Vielleicht bin ich nicht der Mensch, der ich zu sein glaube. Man siehe allein meine Gedanken von eben. Wie egoistisch! Ich streite mich mit meiner Schwester und meinen Eltern. Ich sage verletzende Dinge, die ich gar nicht ernst meine. Ich zicke ohne erkenntlichen Grund. Ich bin besserwisserisch. Gegenüber einigen Menschen kann ich sehr arrogant sein. Ich lasse meine schlechte Laune an anderen aus. Ich habe ein bisschen Alkohol bei einer Freundin getrunken, ohne dass meine Eltern davon wussten. Vielleicht bin ich ja doch ein schlechter Mensch. Vielleicht ist es doch richtig, dass ich hier im Krankenhaus sitze.

Obwohl, bemerke ich gerade, eigentlich stehe ich inzwischen. Nämlich vor meinem Fenster, aus dem ich auf den Spielplatz der Klinik blicken kann. Heute ist viel los: Mehrere Kinder spielen im Sand, rutschen, klettern, laufen, lachen. Die Eltern stehen ein wenig abseits und weiter weg, aber trotzdem kann ich ihre traurigen Mienen erkennen. Mit ihnen kann ich mich gerade um einiges besser identifizieren als mit den tobenden Kindern. Sofort überkommt mich ein heftiges schlechtes Gewissen. Wie kann ich es nur wagen? Natürlich ist Krebs keine Bestrafung des Kosmos, des Universums, von Gott oder wem auch immer. Andernfalls wären all diese Kinder schuldig. Allein der Gedanke ist lächerlich. Diese kleinen, strahlenden, niedlichen Wesen sollen ihre Krankheit verdienen? Blödsinn! Ich wackle mit meinen kalten Zehen, beobachte weiter, wie das Grüppchen flink durch die Gegend wuselt, und denke nach.

Was für sie gilt, gilt doch theoretisch auch für mich und alle anderen Kranken, korrekt? Wir können nichts für unseren Krebs. Unser bisheriges Verhalten steht in keinem Zusammenhang mit der Krankheit. Es gibt keine Kausalität, nur eine vermeintliche Korrelation. Kein Gott oder sonst ein überirdisches Wesen hat einmal geschnippt und uns die Tumore eingepflanzt, um uns zu bestrafen.

Es existiert keine spirituelle Antwort auf die Frage „Warum?" – nur eine biologische.

# GIFT, DAS MEIN LEBEN RETTET :(

Gott, ich hasse dieses Zeug.

Wie so oft in den letzten Wochen starre ich auf das Gerät, dass ich liebevoll auf den Namen „Kraki" getauft habe und an dem meine Chemotherapie herumbaumelt. Benommen sehe ich zu, wie die klare Flüssigkeit, die sich Chemo schimpft, Tropfen für Tropfen in meinen Körper geleitet wird. Aber nein ... einen Unterschied zu sonst gibt es: Ich habe mich noch nie so dermaßen schlecht gefühlt wie heute. Mir tut alles weh, mein Kopf dreht sich und mein Magen scheint Achterbahn zu fahren, so flau ist mir. Und ich bin erschöpft. Ich bin so müde, aber mein Körper weigert sich, einzuschlafen. Vielleicht wehrt er sich gegen die Chemotherapie, vielleicht habe ich auch nur Angst vor dem Einschlafen: Was, wenn ich eines Tages nicht wieder aufwache? Ich glaube, ich will einfach nichts von der Zeit, die mir bleibt, verpassen.

Wie auch immer, eines steht fest: Chemotherapie ist scheiße. Aber heute, heute ist das erste Mal, dass ich ernsthaft in Erwägung ziehe, die Portnadel abzureißen. Ich will nicht mehr, mag nicht mehr, kann nicht mehr. Wie das wohl wäre? Einfach zum Schwesternzimmer zu gehen und zu sagen, dass ich die Chemo abbrechen will? Denn im Moment wäre mir nur Weniges lieber als das. Ich möchte nur noch, dass das alles aufhört. Ich kann wirklich nicht mehr weiter. Ich bin am Ende. Die

Tränen, die schon den ganzen Tag über hinter meinen Augenlidern auf der Lauer liegen, wittern endlich ihre Chance und schießen hervor, um mir glühend heiß über das rot gefleckte Gesicht zu laufen. Anfangs war ich noch sehr erschrocken wegen der Hautverfärbungen, aber inzwischen könnten sie mir egaler nicht sein. Sie sind nur ein weiterer Beweis dafür, was die Chemotherapie wirklich ist: Gift.

Ich vergifte mich selbst. Ich kann wortwörtlich meinem körperlichen Zerfall zusehen: Mit jedem Tag fällt mir der Gang über den Flur bis zum Wasserspender etwas schwerer. Deswegen versuche ich, ihn immer weiter hinauszuzögern. Gott, was tue ich mir hier bloß an? Zu welchem Zweck? Wozu soll ich weiter leiden, mich wieder und wieder quälen? Es scheint kein Ende zu nehmen. Ich bin unendlich müde, ich bin das alles leid. Die Chemo, das Klinikum … das Atmen? Wenn ich ehrlich bin, kommt es mir so vor, als ob das Leben – von Schmerz und Panik abgesehen – nicht mehr viel zu bieten hat. All die schönen Momente, das Lachen meiner Lieben verblassen. Manchmal, so kommt es mir vor, habe ich bereits verlernt, wie man herzhaft lacht. Ich bringe kaum mehr als ein fahles, dünnes, zittriges Lächeln zustande. Also: Weshalb soll ich noch weiter um mein Leben kämpfen? Ich weiß ja nicht einmal, ob es sich am Ende lohnt. Vielleicht mache ich die ganze Scheiße hier für nichts und wieder nichts, weil die Chemo nicht anschlägt – und dann? Sollte ich meine restliche Zeit nicht lieber genießen?

Aber bei dem Gedanken zu sterben, zittere ich am ganzen Leib und eine Enge breitet sich in meinem Brustkorb aus, als würden Ziegelsteine darauf liegen. Ich habe Angst, furchtbare Angst vor dem Tod. Ich bin noch lange nicht fertig mit meinem Leben! Ich habe doch noch so viel vor. All die Orte, die ich besuchen, all die Dinge, die ich erleben, all die Menschen, die ich kennenlernen will! Nein, ich darf nicht aufgeben. Der richtige Weg ist nie der leichte. Das Leben ist zu schön, um es kampflos herzugeben. In genau diesem Moment kommt die Sonne hinter den Wolken hervor und strahlt mir in mein Gesicht: Eine Bestätigung meiner Gedanken.

Vielleicht muss ich mich bei dir entschuldigen, Chemotherapie. Ich hasse nicht dich, sondern all deine Nebenwirkungen. Ich werde versuchen, dich fortan in einem anderen Licht zu betrachten.

Formulieren wir es so: Jeder einzelne deiner Tropfen ist ein kleiner Ritter, bewaffnet mit einem winzigen Schwert, der in den Krieg zieht und den Krebs tötet. Als Ausgleich für mein Entgegenkommen musst du aber versuchen, etwas weniger Nebenwirkungen zu produzieren, ja? Mit weniger Übelkeit wäre ich ja schon zufrieden. Ich weiß, dass du dein Bestes gibst, Chemo. Mir ist bewusst, dass du mir das Leben retten willst – dafür danke ich dir. Aber vor allem weiß ich eines:

Wenn ich mich durch dich schon so schlecht fühle – überleg mal, wie scheiße es erst dem Krebs ergehen muss!

## HILFLOSIGKEIT, FRUSTRATION UND SCHMACH :(

Zitternd atmet sie den warmen Dampf ein, bis sie glaubt, ihre Lunge droht zu platzen. Dann richtet sie sich auf und lässt das heiße Wasser ihren Körper herunterlaufen. An ihrem schwachen, so verdammt schwachen Körper. Wer hätte gedacht, dass Duschen allein so ein Kraftakt werden würde? Ein belustigtes Schnauben entfährt ihr, bevor sich ihre Augenbrauen zusammenziehen. Sie schafft das schon, irgendwie.

Einige Minuten später jedoch setzt sie sich, in ein Handtuch eingewickelt, auf den Duschhocker und ringt nach Atem. Duschhocker. Als wäre sie eine alte Dame! Schweißperlen stehen auf ihrer Stirn und ihrem Nasenrücken. Angewidert wischt sie sie weg. Wie hilflos die Chemo sie doch gemacht hat! Sie flucht leise vor sich hin, während sie nach der Zahnbürste greift und die blau-weiß gestreifte Zahncreme auf die Borsten drückt. Ein Wunder, dass sie dafür noch Kraft hat! Nicht einmal fünf Minuten am Stück kann sie stehen, ohne danach für die nächste Stunde unbrauchbar zu sein! Sie war ja schon immer unsportlich, aber das ist nun wirklich die Höhe.

Grauen erfüllt sie bei dem Gedanken, dass es erst Morgen ist. Sie muss noch den ganzen Tag überstehen! Die Chemo liegt auch noch vor ihr. Mit einem Zucken stellt sie fest, dass sie ihre Kleidung im Zimmer vergessen hat. „So eine Scheiße!" Jetzt ist ihre Laune wirklich im Eimer. Wie konnte sie nur so blöd sein?!? Soll sie nun nur mit einem rosafarbenen Handtuch bekleidet in ihr Zimmer gehen auf die Gefahr hin, dass in diesem Moment jemand hereintritt? Der Gedanke verstört sie nicht mehr allzu sehr, schließlich sind all die Untersuchungen schon sehr tief in ihre Privatsphäre eingedrungen. Viel eher bereitet die Strecke ihr Sorgen. Eigentlich sind es bloß ein paar Schritte, keineswegs mehr als fünf Meter. Eine Entfernung, über die man im Normalfall nicht mal nachdenkt. Aber für sie? Es scheinen Kilometer zu sein.

Sie schließt die Augen und lässt ihren Kopf gegen die Wand fallen, nur um im nächsten Moment zurückzuzucken vor Schmerz. Sie seufzt tief. Es bleibt ihr wohl nur eine Möglichkeit: „Mama?" Ihre Mutter steckt den Kopf ins Badezimmer. „Was gibt's?" Verdammt, ist das peinlich. „Kannst du mir mal meine Klamotten geben?"

Es ist ihr unangenehm, wie angewiesen sie plötzlich wieder auf andere ist. Als Teenager löst man sich doch gerade von seinen Eltern, erkundet die Welt! Und sie? Sie kann nicht einmal duschen ohne fremde Hilfe. Gott! Sie hasst es. Das hier ist bei weitem nicht die erste Situation dieser Art. Beim Spazieren wird sie immer langsamer, ihre Schritte kleiner, die Strecken kürzer und die Anstrengung größer. Für Wasser und Tee, welches auf dem Krankenhausflur frei zur Verfügung steht, klingelt sie inzwischen regelmäßig die Krankenschwestern an.

Ihr Körper zerfällt – in einem so rapiden Tempo, dass sie dabei zusehen kann. Sie hat Angst, dass sie bald zu schwach ist, um alleine stehen zu können. Sie hat Angst davor, im Rollstuhl geschoben werden zu müssen, was nur noch mehr Abhängigkeit bedeuten würde – und zudem die wohl ultimative Demonstration ihrer Schwäche. Es frustriert sie. Noch schlimmer: Sie fühlt sich herabgewürdigt.

Doch wie so oft lässt sich wohl aus jeder Situation etwas Positives ziehen, zumindest im Nachhinein. Ihre Schwäche und Hilflosigkeit haben sie dazu gezwungen, sich auf andere zu verlassen – und siehe da: Die Menschen haben sie nicht enttäuscht. Im Gegenteil, sie haben ihr sogar gerne geholfen! Wenn sie eine Lehre daraus ziehen kann, dann die, dass nicht alle Menschen so selbstbezogen oder inkompetent sind, wie sie ihnen gerne unterstellt. Sie hat gelernt, anderen Menschen wieder zu vertrauen. Etwas, das ihr die Erfahrung leider genommen hatte. Nicht alle Menschen sind schlecht, das weiß sie eigentlich. Doch trotzdem tut es gut, ab und zu daran erinnert zu werden.

## TROTZREAKTION :)

Weißt du was, Krebs? Du kannst mich mal.

Ich glaube, es muss eine wirklich große Anzahl an unterschiedlichen Reaktionen geben, wenn man erfährt, dass man an Krebs leidet. Doch wie viel größer muss dann bitte die Menge an Einstellungen sein, die man im Laufe der Therapie annehmen kann? Wahrscheinlich kratzt die Zahl so an den Millionen. Das schließe ich zumindest aus meinen Gefühlsschwankungen, die Tag für Tag ihre Richtung ändern.

Während ich am Montag noch vor mich hinvegetieren und gefühlstaub bin, kann ich am Dienstag vielleicht eine Beleidigung nach der nächsten herausbrüllen und dem Krebs so richtig meine Meinung geigen – ganz egal, wer dabei sonst noch zuhört. Am Mittwoch dann kann alles wieder ganz anders sein: Je nach Empfinden fühle ich mich wie der zuversichtlichste Mensch auf Erden, bemitleide mich selbst oder suhle mich in meinen Qualen.

Bei solch einer Auswahl dauert es eine Weile, bis ich meine Grundeinstellung identifizieren kann. Erst halte ich sie für Entschlossenheit, bis mir klar wird: Nein. Ich fühle Trotz.

Ich will dem Krebs einfach deshalb Widerstand leisten, weil er mir Unrecht getan hat. Ich möchte ihn besiegen, um ihm eine reinzuwürgen. Das mag jetzt kindisch klingen, aber es ist nun mal auch ziemlich effektiv. Vernichten muss ich ihn ja sowieso: Warum soll ich also keine Genugtuung dabei empfinden dürfen?

Seitdem ich das erkannt habe, fällt mir die Chemotherapie viel weniger schwer. Denn die Chemo quält ihn viel mehr als mich. Mit jedem Tropfen jammert er. Sie sind spitze, scharfe Schwerter , die immer und immer wieder auf ihn einstechen. Er soll gefälligst bereuen, was er getan hat. Zuweilen rufe ich sogar in Gedanken: „Nimm das, du Arschloch!"

Denn sind wir einmal ehrlich: Der Dreckskerl verdient es nicht anders. Wer von uns hat denn angefangen? Wer hat sich dazu entschieden, mein Lymphknotensystem zu befallen und es sich schön in meinem Körper gemütlich zu machen? Ich ganz sicher nicht. Du bist selbst daran schuld, du verfluchter Vollidiot. Leb mit den Konsequenzen – oder besser, stirb an ihnen. Niemand kann dich leiden, also verpiss dich gefälligst!

Es ist schon faszinierend. Eigentlich bin ich Pazifistin, aber durch diesen Loser lerne ich völlig verborgene Seiten an mir kennen. Wer hätte gedacht, dass ich so wütend sein kann? Naja, ich habe schließlich auch meine Gründe. Immerhin will der Arsch mich umbringen! Nein. Da hat er sich ganz klar mit der Falschen angelegt. Ich bin einfach zu stolz, um ihn gewinnen zu lassen.

Hörst du das, Krebs? Du konntest mich ja einfach nicht in Frieden lassen. Also zwingst du mich zum Kampf. Ich hetze dir die Chemotherapie auf den Hals. Du wirst winseln und leiden. All das hast du nur dir selbst zuzuschreiben. Ich hoffe, du bist zufrieden. Ich bin es nämlich erst, wenn du erledigt bist.

Ist es kindisch, so über den Krebs zu denken? Vielleicht.

Aber fühlt es sich gut an? Ja, verdammt.

## ZWEIFEL :(

Es fühlt sich an wie Schmerz. Enttäuschung, bitterer als Grapefruit. Wie ein Freund, der mein Leben lang da war – und mich nun fallen lässt. Wut. Unverständnis. Traurigkeit. Ich komme mir vor, als erkenne ich die Welt zum allerersten Mal – und will meine Augen wieder schließen und alles Gesehene vergessen. Was ich erblicke, gefällt mir nicht. Was ich sehe, kann ich nicht in Einklang mit meinem Glauben an Gott bringen. Er ist allmächtig und liebevoll, so steht es in der Bibel. Also wenn Er die Macht hat und den Willen, wieso kann es Krebs dann geben? Nur eines scheint existieren zu können: Diese grausame Welt da draußen oder Gott. Doch den Schrecken, der sich Realität nennt, habe ich mit eigenen Augen gesehen, was bedeuten muss, dass mein Glaube ...

Ich will das nicht akzeptieren, ich darf nicht. Mein Herz würde zerbrechen, ich weiß es. Wie oft habe ich Diskussionen darüber geführt, dass es eben nicht unsinnig ist, an eine höhere Macht zu glauben, nur weil man gleichzeitig Interesse an der Urknalltheorie zeigt. Da wird mich doch eine beschissene Krebserkrankung ja jetzt wohl nicht dazu bringen, unter die Atheisten zu gehen! Was nicht heißt, dass ich etwas gegen sie hätte, es ist bloß kein Leben für mich. Doch diese Entschlossenheit ändert nichts. Tief in meinem Inneren nagt es an mir. Ich zweifle. An Gott und an jeglicher Erscheinungsform. An dem

Konzept des Karmas und sogar an dem der Gerechtigkeit. Ich fühle mich leer. Kein Trost mehr in Gebeten, kein Vertrauen. Nichts. Ich bin mein Leben lang mit dem Glauben aufgewachsen und nun fehlt plötzlich ein wichtiger Teil meines Selbst. Die Traurigkeit ist plump. Ein immerwährender Druck in meinen Augenhöhlen warnt beständig: Achtung, gleich wird geweint! Wenn ich einem anderen Kind auf Station begegne, kann ich nur eines denken: Würde Gott existieren, würde Er dieses Leid nicht zulassen. Wie könnte Er auch? Niemand bei klarem Verstand würde sich gegen eine Heilung von Krebs entscheiden, wenn er die Wahl hätte.

Aber wenn ich zu Hause bin – der Ort, an dem ich täglich zu Gott spreche – da frage ich mich: Wie kann Er nicht existieren? Ich möchte den Glauben nicht verlieren, aber ich schwanke. Stehe kurz davor, in einen Abgrund zu stürzen – ein Abgrund, der mir tiefer als der Marianengraben erscheint. Er ist dunkel und kalt und mir schießt bloß ein Gedanke durch den Kopf: Dort will ich unter keinen Umständen hin! Doch da ist nichts, was mich vor dem Fallen schützt – außer dem verzweifelten Wunsch, zu glauben. Nur wie? Sollte es Gott geben, muss er mich angesichts meiner Krankheit wohl verlassen haben …

Oder? Die Erkenntnis kommt abrupt wie eine spontane Eingebung. Es gibt Gott. Es gibt Ihn, und mein Krebs gehört zu Seinem Plan. Er will, dass ich all dieses Leid erdulde, diese zerreißenden Erfahrungen durchlebe. Ich soll daraus lernen, daran wachsen, irgendetwas daraus mitnehmen. Vielleicht möchte Er ja, dass ich dieses Buch hier schreibe, welches du gerade liest. Vielleicht möchte Er mich dazu bringen, Medizin zu studieren. Vielleicht ist es aber auch etwas ganz anderes. Ich behaupte nicht, dass ich Seine Pläne verstehe, doch zum ersten Mal seit Wochen spüre ich wieder Zuversicht in mir aufsteigen. Es gibt Gott! Es gibt Ihn! Ich habe mich nicht fünfzehn Jahre lang selbst belogen!

Leider wird diese Zuversicht schon kurz darauf gedämpft: Ich habe in meiner Rechnung eine Variable nicht bedacht. Denn was ist mit den Kindern, die an ihrem Krebs sterben? Ich finde einfach keine Antwort auf diese Frage. Was sollte ihr viel zu früher Tod dem Herrn schon bringen?

Mein gerade wieder errichteter Glaube stürzt ein. Hinterlässt eine Staubwolke, die meine Augen tränen lässt. Aber so ist das Leben, oder etwa nicht? Es gibt Höhen und Tiefen. Etwas zerbricht, wir reparieren es, damit es wieder zerfällt. Wir glauben, wir zweifeln, wir stärken unseren Glauben, er geht wieder in die Brüche. Letzten Endes ist es ein Kreislauf, weil nichts ewig hält. Wir können ihn wieder reparieren, aber er ist nicht mehr dasselbe. Die Zerstörung hinterlässt Spuren. Vor meiner Erkrankung war mein Glaube an Gott unerschütterlich, ebenmäßig, makellos. Dann zerbrach er und ließ mich mutterseelenallein zurück. Ich habe die Kraft, ihn wieder zu errichten – doch ein leiser Zweifel wird fortan darin mitschwingen. Es werden Narben bleiben.

## DAS HALBWISSEN DER NEUNMALKLUGEN :)

Sie können es einfach nicht lassen.

„Reiß dich zusammen." „Kopf hoch. Denk positiv." „Zähne zusammenbeißen und los."

Ach ja? ACH JA? Ich habe da eine Idee! Wie wäre es, wenn DU erstmal die Diagnose Krebs bekommst und vier Monate Chemo brauchst? Wie wäre es, wenn DU all den Schmerz, die Übelkeit, die Angst erlebst, die ICH gerade fühle? Was hältst du davon? Denn dann, erst dann hättest du dir das Recht erkämpft, mir zu sagen, ich solle nicht herumnörgeln!

Natürlich sage ich diese Worte nicht laut, dafür fehlt mir der Mut … oder die Kraft, je nachdem. Aber denken tue ich sie oft. Ich frage mich: Wie? Wie kann man nur so frech sein? Mit welcher Arroganz, mit welcher Selbstbezogenheit gehen gesunde Menschen davon aus, sie könnten die Probleme eines Krebskranken nachvollziehen? Wie können sie es wagen, auch nur zu behaupten, wir würden übertreiben?

Noch besser gefallen mir natürlich die Tipps und Ratschläge von Menschen, die keinerlei Erfahrungen mit Krebs haben. Wie oft wurden mir Diäten vorgeschlagen, in denen ich fasten soll, kein Fleisch essen soll, auf Zucker verzichten soll ... Ich meine: Habt ihr ein Medizinstudium? Kennt ihr meine Krankenakte? Ich denke nicht!

An alle Kranken: Diese Diäten können teilweise wirklich hilfreich sein, andererseits aber auch sehr gefährlich während der Chemotherapie. Sollte dich solch ein Konzept reizen, sprich es bitte unbedingt vorher mit deinen behandelnden Ärzten ab!

An alle Gesunden: Haltet die Klappe. Bitte. Es ist nicht schlimm, nur wenig über Krebs und seine Behandlungsformen zu wissen, doch es ist schrecklich, mit irgendwelchem Halbwissen um sich zu werfen, nur um klug oder belesen zu wirken. Das verunsichert nur, was zu einem riesigen Problem werden kann – denn Vertrauen und Sicherheit in die Ärzte sind die Grundlagen jeder Therapie.

Daher bitte ich dich: Halte deine Ratschläge zurück, auch wenn sie gut gemeint sind. In 90 Prozent der Fälle wollen wir Kranken gar keine Tipps, wir wollen einfach nur jemanden, der uns zuhört, ohne uns zu verurteilen. Jemanden, der weiß, dass er nicht alles, was wir in unserer Wut aufs Universum sagen, gleich auf die Goldwaage legen muss. Wir sind auch nur Menschen. Menschen, die leiden; die die Kontrolle über ihre Worte verlieren; die gereizt, traurig, sauer sind.

Und ich gebe zu: Vielleicht übertreibe ich manchmal ein wenig. Einige Male schon hätte ich sehr wohl die körperliche Kraft gehabt, mich zu bewegen, aber es hat mir einfach an Motivation gefehlt, an mentaler Stärke. Manchmal geht es mir nicht ganz so schlecht, wie ich behaupte. Ich sage es schlicht und einfach, um noch eine Umarmung bekommen.

Aber steht mir das nicht zu? Denn wie viel häufiger ist es anders herum? Wie oft geht es mir viel zu dreckig, aber ich stehe trotzdem auf?

Wie oft ringe ich mir ein Lächeln ab, obwohl ich doch eigentlich nur weinen will?

Mein Appell an alle Gesunden lautet: Nicht alles im Leben läuft fantastisch, darum hört auf, so zu tun. Wir können den Krebs nicht wegreden. Glaubt mir, ich habe es versucht. Wir können nicht immer optimistisch sein – sagt die Optimistin schlechthin. Zwingt uns diese übermäßige Positivität bitte nicht auf – gebt uns etwas Raum, um uns über die Ungerechtigkeit, die Grausamkeit des Universums auszukotzen. Und irgendwann, im Laufe des Gesprächs, werden wir euch sicherlich um einen Rat bitten. Oder, wenn schon das nicht, dann doch wenigstens um eine Umarmung.

# BRIEF AUS DER ZUKUNFT :)

Liebe Pia,

ich weiß, das wird jetzt vielleicht komisch klingen, aber ich bin du – aus der Zukunft. (Jaja, der Satz wurde schon so oft verwendet, aber er ist einfach zu cool!) Es sind inzwischen sieben Monate vergangen, seit ich, seit du, seit wir die Diagnose bekommen haben. Glaube mir, ich beneide dich kein Stück; du hast noch viel vor dir. Für nichts auf der Welt würde ich mit dir tauschen wollen. Aber genau deshalb schreibe ich dir diesen Brief: Um dir zu sagen, dass wir es schaffen. Mir geht es gut! Ich bin wieder gesund!

Habe ein wenig Geduld mit dir. Du hast Krebs, natürlich geht es dir dreckig. Ich weiß, dass du manchmal vor lauter Verzweiflung keine Luft mehr bekommst. Du willst schreien, gegen Wände laufen und sie einreißen. Das alles nervt dich – du willst stärker sein. Leugnen ist zwecklos, Pia! Du bist angepisst von deinen Gefühlsausbrüchen, weil du mehr sein möchtest als deine Emotionen. Hör auf damit. Lass los. Der Schmerz gehört einfach dazu. Du kannst ihn nicht wegsperren, bis er sich irgendwann in Luft auflöst, denn glaube mir: Das tut er nicht. Du begräbst ihn nur lebendig. Er gärt in dir, wird immer größer, bis du ihn nicht mehr halten kannst – und dann heißt es: Schlaf adieu.

Mache es besser als ich, sonst erwischt er dich eiskalt und brühend heiß. Du DARFST wütend sein. Traurig. Erschüttert. Hasserfüllt. Diese Gefühle sind nicht nur verständlich, sie sind notwendig. Wie sollst du sonst je verarbeiten können, was du gerade erlebst?

Dir wird es schlecht gehen. Es wird Tage geben, an denen du alles tun würdest, um diesem Albtraum zu entkommen – alles. Du wirst kaum Energie zum Stehen haben, du wirst zwischendurch halb wahnsinnig werden, du wirst vor dich hin schluchzen und alles und jeden innerlich verfluchen. Doch lass mich dir eins sagen, Pia. Das ist es wert. Du wirst auch gute Tage erleben – jede Menge sogar, an denen du genau wissen wirst, wofür du eigentlich kämpfst. Verliere dein Ziel nicht aus den Augen. Glaube mir, es lohnt sich. Wenn du zum ersten Mal wieder essen darfst, was du willst, wenn du nach Monaten deine Haustiere wieder knuddeln kannst oder wenn du endlich zur Schule gehen, im Unterricht lernen und mit deinen Freunden von Angesicht zu Angesicht reden darfst, dann wirst du mir zustimmen. Es ist fantastisch, Pia. Einfach großartig. All das, was wir vorher als selbstverständlich betrachtet haben, erhält eine ganz neue und tiefere Bedeutung! Vergiss nicht, weshalb das Leben lebenswert ist.

Du magst gerade vielleicht nur das Negative in deiner Situation erkennen, aber vertraue mir: Rückblickend betrachtet wird dir so viel Gutes ins Auge springen. All die Menschen um dich herum. Die Veränderungen in deinen Wünschen und Prioritäten. Das Wissen und die Lebenserfahrung, die du aus dieser Zeit mitnimmst. Die Beziehungen zu deinen Freunden und deiner Familie, die allesamt erstarken werden, weil sie für dich da sind. Nur, weil du in diesem Moment keinen Lichtblick siehst, heißt das nicht, dass er nicht da ist – wahrscheinlich verschließt du bloß deine Augen vor ihm. Ich verstehe das; die Angst, ihn wieder zu verlieren, ist zu groß.

Glaub an dich. Du kriegst das hin. Und für den Fall, dass du einmal zweifeln solltest: Denk stattdessen an mich. Glaub an uns. Als dein älteres und deshalb klügeres Ich sage ich dir: Du kannst alles schaffen, wenn du es nur wirklich willst. Ich habe es schließlich selbst erlebt.

Grüß alle ganz lieb von mir. Und Pia? Vergiss nie dein Lächeln.

Liebe Grüße, Pia

PS: Habe keine Angst davor, deine Haare abzuschneiden. Ich persönlich bin der Meinung, kurze Haare stehen uns verdammt gut!

# DIE ARTENVIELFALT DER UNTERSUCHUNGEN :)

In einem Krankenhaus Patientin zu sein, erinnert mich ein wenig an einen Zoobesuch. Auf der rechten Seite befindet sich das Affenhaus, links können Sie die Meerschweinchen sehen ... Nur dass es sich im Klinikum dabei um Behandlungs- und Untersuchungsmethoden handelt. Statt der Löwen und Giraffen betrachte ich PET-CTs und Sonographien. Obwohl alle Beteiligten ihr Bestes geben, mir die Furcht vor den Maschinen und Eingriffen zu nehmen, schlägt mein Herz bei jeder neuen Untersuchung ängstlich schneller. Ein gewisser Teil von mir ist fasziniert von den verschiedenen Methoden – wie weit die Wissenschaft doch schon gekommen ist! Der Rest jedoch will panisch um sich schlagen und fühlt sich von der Vielfalt gnadenlos überfordert. Ich hätte gern jemanden, der all diese Dinge schon durchmachen musste und mir versichern kann, dass sie bei weitem nicht so gruselig sind, wie mein Verstand mir vorgaukelt – und da ich mir vorstellen könnte, dass es dir genauso geht, möchte ich dieser Jemand für dich sein.

Blutabnahme     Gruselfaktor: 2 von 10

Vor der Blutabnahme fürchtete ich mich wahrscheinlich am wenigsten, weil es mir vom Hausarzt schon bekannt war. Wer kein Blut sehen kann, sollte natürlich den Blick abwenden! Es wird entweder über eine Kanüle, zum Beispiel in der Armbeuge, oder vom Finger genommen, je nach benötigter Menge. Im Labor können die verschiedensten Werte kontrolliert werden, bedeutend während der Chemotherapie ist aber vor allem die Leukozyten-Zahl. Vereinfacht gesagt bilden diese weißen Blutkörperchen das Immunsystem und werden durch die Chemotherapie angegriffen, weshalb die Anzahl häufig – manchmal sogar täglich – überprüft wird. Ist der Wert zu gering, kann der Körper keinen Infektionen standhalten und muss eventuell vor Viren und Bakterien durch spezielle Maßnahmen geschützt werden.

Sonographie          Gruselfaktor: 1 von 10

Sonographie ist bloß ein coolerer Name für einen Ultraschall und ist überhaupt nicht schlimm. Einzig unangenehm kann das kalte Gel sein, welches während der Untersuchung aufgetragen wird. Genau wie man es beim Ultraschall von Schwangeren aus dem Fernsehen kennt, erscheint auf dem Bildschirm eine Darstellung des Körperteils, das gerade untersucht wird. Erwarte jedoch nicht, auf dem Bild allzu viel zu erkennen! Laien sind dazu nicht ausgebildet, sodass wir mit den schwarz-grauen Strichen kaum etwas anfangen können. Du siehst, vor der Sonographie brauchst du dich wirklich nicht zu fürchten.

Röntgen          Gruselfaktor: 2 von 10

Wir alle kennen es zumindest aus dem Fernsehen: Hier ein verstauchtes Fußgelenk, dort ein gebrochener Arm, der mal eben geröntgt wird. Deshalb war ich zu Beginn verwundert, als ich auf die entsprechende Station geschickt wurde. Tatsächlich lassen sich auch Krebszellen insoweit ausfindig machen, dass unförmige Gebilde an beispielsweise Knochen auffallen. So wurde bei mir ein Tumor in der Nähe der Wirbelsäule festgestellt. Ich selbst hätte es auf dem Bild nicht bemerkt, aber ein Wirbel wölbte sich etwas mehr hervor als der Rest der Knochen – nur dass es eben kein Wirbel war, sondern ein Lymphknoten! Ich gebe zu, dass ich die Bedeutung des Röntgens etwas unterschätzt hatte. Diese Schuld wird wohl dadurch aufgehoben, dass sich zwischen der Maschine und der Haut kein Stoff befinden darf, der das Bild ruinieren würde. Es ist jedes Mal aufs Neue unangenehm, sich vor dem Fachpersonal ausziehen zu müssen – das kann ich dir leider nicht schönreden.

MRT                             Gruselfaktor: 6 von 10

Ein MRT kannst du dir als eine lange Röhre vorstellen, in die man in liegender Position geschoben wird. Auch dies dient dazu, einen Einblick in den Körper zu erhalten. Manchmal wird über eine Kanüle noch Kontrastmittel gespritzt, um dies zu erreichen. Es gibt mehrere Probleme, die dabei zu bewältigen sind. Erstens: Klaustrophobie. Das MRT ist eine geschlossene Röhre – wenn man darin liegt, befindet sich nur wenige Zentimeter vor dem Gesicht schon die graue Wand. Ich fühle mich stets eingeengt – und ich leide nicht einmal an Klaustrophobie! Da heißt es dann: Augen zu und durch! Zweitens: die Zeit. Je nachdem, welche Körperteile untersucht werden, kann ein MRT ziemlich lang dauern. Ein Ganzkörper-MRT dauert eine Stunde! In dieser Zeit darf man sich überhaupt nicht bewegen. Was mich direkt zum dritten Problem bringt: Es gibt nichts, womit man sich beschäftigen könnte. Keine Filme, Bücher, Videos – man ist allein mit seinen Gedanken. Bei Langeweile kann ich nur empfehlen, im Kopf alle möglichen Lieder zu singen, um sich die Zeit zu vertreiben. Tatsächlich könnte sich das am Anfang aber etwas schwierig gestalten, da die Lautstärke trotz zwei Paar Ohrstöpsel extrem ist. Die Geräusche kommen und gehen willkürlich, sodass ich jedes Mal vor Schreck zusammenzucke.

PET-CT               Gruselfaktor: 7 von 10

Ein PET-CT ist einem MRT von der Erfahrung her nicht unähnlich, abgesehen von dem weniger gewichtigen Unterschied, dass es nicht so laut ist, und dem bedeutenderen Unterschied, dass dem Patienten radioaktiver Zucker injiziert wird. Du hast richtig gelesen – radioaktiv. Diese Untersuchung dient dazu, Tumore im Körper zu finden, da sich Krebszellen von Zucker ernähren und diese Zellen dann aufgrund der radioaktiven Markierung des Zuckers nachverfolgt werden können. Obwohl mir mehrfach versichert wurde, dass er „auf normalem Wege ausgeschieden und somit nicht schädlich" ist, fand ich den Zucker ziemlich beängstigend. Es gibt allerdings wirklich keine Nachwirkungen – abgesehen von dem Schock, den die Entdeckung der befallenen Lymphknoten bei meinem ersten PET-CT auslöste, und der Freude nach meinem zweiten PET-CT, welches zeigte, dass der Krebs besiegt ist.

Operationen        Gruselfaktor: 8 von 10

Was soll ich sagen? Operationen sind furchteinflößend und das zurecht. Nicht umsonst unterschreibt man das Protokoll, trotz aller Risiken mit der OP einverstanden zu sein. Bei einer Vollnarkose verliert man völlig die Kontrolle und muss sein Wohlergehen in die Hände der Ärzte legen. Die ersten Stunden danach sind desorientierend, weil man immer wieder in den Schlaf gleitet und zwischen Traum und Realität nicht zu unterscheiden vermag. Der Schmerz in den folgenden Tagen, vielleicht sogar Wochen, ist atemberaubend. Ich könnte noch weitere Horrorgeschichten aufzählen, aber der eigentliche Punkt ist: Trotz all dieser Gegenargumente rettet dir die OP, ob direkt oder indirekt, das Leben. Deine Sorgen sind berechtigt. Lass dich deswegen nicht verrückt machen. Ein wenig Irrationalität kann manchmal guttun, also sage dir ruhig, dass alles gut gehen wird. Ich weiß, das kannst du nicht wissen – nur die Zukunft bringt Antwort. Du kannst momentan jedoch nichts tun, um den Verlauf zu deinen Gunsten zu beeinflussen, außer eines: Sei gnädig zu dir und gönne deinen Gedanken ein wenig Ruhe von den Sorgen.

Portanstechen	Gruselfaktor: 8 von 10

Auch hier kann ich dir leider nicht viel schönreden. Wenn die Ärzte den Port anstechen, müssen sie mit einer Nadel durch deine Haut hindurch in die Kugelform in deinem Brustkorb stechen. Das ist schmerzhaft – vor allem dann, wenn es beim ersten Mal nicht klappt und sie nochmal von Neuem beginnen müssen. Manchmal bilden sich Thromben, also kleine Klümpchen, vor dem Port, sodass keine Flüssigkeit hinein- oder hinausgelangt. Dann müssen diese erst durch Medikamente aufgelöst werden. Mache dir keine Sorgen, das ist normal. Außerdem bildet der Port den Weg, den die Chemo nehmen muss, um dich zu retten – sieh ihn als eine Art Portal, das zwar schmerzt, dir dafür aber das Leben schenkt.

# EMOTIONS-EXPLOSIONEN :/

Gefühle sind grausam. Letztendlich fügen sie uns doch nur Leid zu. Hoffnung und Zuversicht können nur allzu einfach zerschlagen werden. Liebe und Freude machen süchtig nach mehr – und wenn wir unsere benötigte Dosis nicht bekommen, fallen wir in ein Loch. Ein Loch, so tief, dass selbst der verzweifeltste Schrei am Boden nicht lauter ist als ein Flüstern. Vertrauen wird stets mehr missbraucht als geschätzt. Wut und Hass zerfressen unsere Seelen. Angst raubt unsere Nerven. Trauer zerreißt unsere Herzen. Am Ende lassen die guten Gefühle uns im Stich – und zurück bleiben die schlechten, klebrig und zäh wie schwarzer Teer.

Vielleicht wäre es besser, wenn wir alle nichts mehr fühlen könnten. Wenn wir taub für unsere Emotionen wären, denn sie enden doch nur in Enttäuschungen und Schmerz. Zwar gäbe es dann kein Glück mehr, dafür aber auch keine Verzweiflung. Keine Wolke sieben, aber auch keine bodenlosen Löcher. Keine Fröhlichkeit, aber auch keine Traurigkeit. Gefühle verletzen uns. Wäre es dann nicht besser, keine zu haben?

Ich versuche, meine negativen Emotionen zu verstecken. Wenn niemand weiß, wie schlecht es mir geht, sollten sie dann nicht verschwinden? Lächeln, Pia. Setze deine Maske auf. Niemand will wissen, wie schrecklich du dich fühlst. „Wie geht es dir?" Antworte gefälligst: „Gut!" Wenn alle anderen es glauben, tust du das irgendwann auch.

Leider verschwinden Gefühle nicht einfach so, bloß weil man sie ignoriert. Den Gefallen tun sie mir nicht. Emotionen wollen ausgelebt werden. Sie wollen, dass man sie spürt, über sie spricht, sie in Bildern, Liedern, Tänzen und Texten wiedergibt. Sie sind unglaublich stur. Schweigen regt sie bloß auf – und dann wollen sie Rache. Sie fressen sich in uns hinein, ätzen sich wie Säure immer tiefer. Dabei hinterlassen sie Narben, schmerzhafter als jede Emotion der Welt. Schlussendlich finden sie ihren Weg an die Oberfläche. Sie werden stärker, vervielfältigen sich – so lange, bis der Staudamm bricht.

Es gleicht einem Vulkanausbruch oder einer Explosion. Zu viele, zu starke Gefühle brechen gleichzeitig hervor und verlangen, erlebt zu werden. Sie machen mich zu einem Wrack. Ich kann nicht einmal mehr einordnen, was ich fühle – als hätten die Emotionen sich fusioniert und ein neues Gefühl erschaffen, schrecklicher als alles andere. Ich schluchze, ich schreie, ich weine. Es tut weh, fürchterlich weh. Alles dreht sich. Ich bin so hilflos, so schwach. Mir wird eiskalt. Werde ich je wieder froh sein können? Es fühlt sich nicht danach an. Die Sonne ist verschwunden. Mir bleibt nichts als eine graue Wolkendecke. Regen tropft auf mein Gesicht, aber es ist kein Regen – es sind Tränen. Mein Atem beschleunigt sich. Ich kriege keine Luft! Allein. Ich fühle mich so allein. Isoliert von der Außenwelt, abgeschirmt von Viren und von den Freuden des Lebens.
Ja, die Flutwelle aus Gefühlen hat mich mit sich gerissen – und nun muss ich die Trümmerteile meines Bootes aufsammeln. Von meinen eigenen Trümmern ganz zu schweigen.
Es dauert eine Weile, doch irgendwann fange ich mich wieder, wische meine Tränen weg und beginne, mein Boot zusammenzusetzen.

Nie wieder, so beschließe ich, nie wieder werde ich meine Gefühle verstecken. Nie wieder werde ich mein Lächeln als Maske benutzen. Die Emotionen sind stärker und kommen mit voller Wucht zurück, wie ein Bumerang, der seine Geschwindigkeit im Flug erhöht. Scheiße, so eine Explosion von Gefühlen will ich nie wieder empfinden. Es ist einfach zu viel. Aber es gibt auch einige positive Aspekte an meinem kleinen Experiment: Jetzt weiß ich, dass Emotionen wirklich nachtragend sind. Außerdem geht es mir nach meiner Heulattacke um einiges besser. Es ist wohl wahr: Weinen reinigt wirklich die Seele.

Lasst uns aufhören, unsere Gefühle unterdrücken zu wollen. Das richtet nur Schaden an. Fangen wir lieber an, über sie zu sprechen, denn das ist, was sie verlangen. Nur dann lassen sie uns unseren Seelenfrieden. Gefühle sind das, was uns menschlich macht. Sie machen das Leben lebenswert. Ohne sie sind wir nichts als Steine auf zwei Beinen. Schätzen wir unsere Emotionen mehr. Sie machen uns lebendig.

# EINE ODE AN DIE FLOSKELN :)

„Du schaffst das schon." „Du musst jetzt ganz stark sein." „Du darfst nur nicht den Mut verlieren – Kopf hoch!" Kommt dir bekannt vor? Ja, mir auch. Hach, was lieben wir diese Floskeln! Man bemerke die Ironie. Diese Sätze sagen nichts aus, doch trotzdem hört man sie überall – wie ein Sprung in der Schallplatte. Jeder verwendet sie! Leute, mit denen ich kaum etwas zu tun habe, mit denen ich in meinem Leben keine hundert Worte gewechselt habe, behaupten plötzlich, sie wüssten, wie stark ich bin. Mit welchem Recht? Sie kennen mich doch überhaupt nicht!

Mit diesen Gedanken starre ich auf mein Handy, auf welchem schon wieder eine Nachricht aufpoppt – sie klingt wie alle anderen. In meinem Kopf kämpfen die verschiedensten Emotionen um die Macht über die Tastatur. Wut will die Technologie unbedingt an die Wand schmeißen („Dann können auch keine verdammten Nachrichten mehr ankommen!"), Genervtheit möchte alle SMS löschen oder ignorieren („Ja, denn mir fällt nicht ein, was ich auf etwas so Einfallsloses antworten kann!"), Freude möchte einfach etwas Nettes schreiben („Es ist wirklich lieb von allen, an mich zu denken!") und Verzweiflung will das Handy umarmen und nie wieder loslassen („Ich vermisse sie soooo!").

Während ich also diesem Kindergarten von Gefühlen ihren Streitereien überlasse, grüble ich über die Frage nach, weshalb kaum jemand von den Floskeln abzuweichen scheint. „Vielleicht haben sie Schiss!", brüllt Wut und fängt sich prompt einen Schlag von Freude ein, die an dem Handy herumreißt und es für sich beanspruchen will. Auch Genervtheit will mitdiskutieren und meint: „Oder sie haben einfach alle auf der gleichen Website recherchiert: Die besten Sprüche, um Krebskranke unter Druck zu setzen." Innerlich kann ich über diese dämliche Bemerkung nur aufstöhnen, doch da ist es schon zu spät: Verzweiflung schluchzt bitterlich auf. „Meint ihr, mehr sind wir ihnen nicht wert?" Tränen laufen ihre Wangen herunter und Wut verpasst Genervtheit einen sehr angefressenen Blick, selbst für seine Verhältnisse. „Das hast du ja ganz klasse hingekriegt!" „Willst du jetzt sagen, ich bin schuld?" Freude nutzt die allgemeine Aufruhr, schnappt sich das Handy, lächelt breit und beginnt, entzückte Antworten zu verschicken. „Hey!", ertönt es von den anderen. Ich jedoch bin nur erleichtert, dass sich die Geschichte für diesen Moment zumindest erledigt hat. So ein Streit zwischen sich widersprechenden Gefühlen ist wirklich anstrengend.

Meine Gedanken wandern wieder zum eigentlichen Thema zurück. Warum benutzen sie alle die Floskeln? Vielleicht hat Wut ja Recht – vielleicht haben sie alle Angst davor, etwas Falsches zu sagen, und halten sich lieber an das Altbekannte. Doch wieso? Ich bin doch immer noch ich – Pia! Dabei muss ich zugeben, dass ich selbst auch nicht vollständig von Floskeln befreit bin. Ich sehe meine Chemotherapie als einen Krieg gegen den Krebs an, den ich gewinnen will. Gewinnen muss, unter allen Umständen. Diese Floskel ist mit Sicherheit so alt wie die bösartigen Tumore selbst. Freude, die meine Gedanken offenbar belauscht hat, stupst mich an der Schulter an: „Na siehst du. Kannst du den anderen also einen Vorwurf machen?" „Hast du schon alle Nachrichten beantwortet?", knurre ich.

Eigentlich bin ich ja nur so sauer, weil sie recht hat. Aber hätte ich mich an Stelle der anderen ähnlich verhalten? Hätte ich die gleichen Worte benutzt, ohne von ihrer nichtssagenden Art zu wissen? Denn ich glaube nicht, dass sie das mit Absicht machen – egal, was Genervtheit behaupten mag. Grundsätzlich habe ich aber keine Ahnung. Ich kenne nur das Gefühl, selbst der Empfänger solcher Floskeln zu sein – nicht gerade toll. Wahrscheinlich kannst du mir da zustimmen, oder nicht?

Um einen Unterschied zu bewirken, müssen wir darüber reden. Offen und ehrlich darüber sprechen, dass uns Krebskranken diese Floskeln nicht weiterhelfen. Nur so können wir die Menschen verändern – zu Leuten, die sich nicht vor lauter Angst vor Fehltritten hinter Floskeln verstecken müssen.

## VON KUNST-, MUSIK- & SPORTTHERAPIE :)

Es gibt unendlich viele Therapien, die mir nach meiner Diagnose vorgeschlagen werden. Einige von ihnen erfüllen den Zweck, die Nebenwirkungen der Chemo zu reduzieren, andere sind wiederum für das seelische Wohlergehen gedacht. Ich gebe zu, dass ich auf keine von ihnen Lust habe, schließlich geht es mir schrecklich und ich möchte mich den ganzen Tag nur unter meiner Bettdecke verkriechen. Und was sollten diese Therapien auch bitteschön bringen? Irgendwie werde ich trotzdem dazu überredet, eine Kunst-, eine Musik- und eine Sporttherapie auszuprobieren. Wichtig ist hierbei zu wissen, dass ich in allen drei Dingen eine Niete bin: Ich treffe nie einen Ton, das Mischen von Farbtönen ist mir unverständlich und von Sport brauche ich gar nicht erst anfangen. Umso erstaunlicher ist es also, dass ich zugesagt habe ...

... So sitze ich nun also hier im Spielzimmer der Station, halte einen Pinsel in der Hand und frage mich, was zum Teufel ich eigentlich tue. Die Leinwand, die ich bereits gelb gestrichen habe, ist noch nicht zu Ende getrocknet und lässt mir Zeit zu ergründen, welches Motiv ich wählen will – und was für ein Unsinn das alles hier ist. Wie soll mir Malen irgendwie dabei helfen, mein Trauma zu überwinden, wenn ich schon normalerweise beim kleinsten Fehler das Handtuch werfe? Die

Perfektionistin in mir will ein Kunstwerk erschaffen, aber ich bleibe realistisch genug, um zu wissen, dass ich dafür gerade nicht die Nerven aufbringen kann. Eine kleine Stimme in mir wird laut, dass es doch egal ist, was ich male – schließlich befinde ich mich nicht in der Schule, das Bild wird nicht bewertet. Eine geschlagene Stunde später schaue ich auf das Chaos, das ich auf der Leinwand hinterlassen habe. Lauter farbige Punkte, Schnörkel und Linien ziehen sich über den gelben Untergrund. Ein kleiner Junge, den ich vor kurzem kennengelernt habe, wollte auch mitmachen und hat ein paar orange Dreiecke hinzugefügt. Während ich zum krönendem Abschluss elanvoll Glitzer über die noch feuchte Farbe schütte, muss ich über mich selbst lachen. Ich hätte nie gedacht, dass ich mal – völlig ohne nachzudenken – einfach loslegen und voller Hingabe solch ein Chaos veranstalten würde. Das Bild sieht meiner Meinung nach schrecklich aus, vollkommen bescheuert, aber es hat Spaß gemacht, es entstehen zu lassen. Außerdem stellt es zu einem gewissen Grad das Durcheinander in meinem Inneren dar. Ich taufe das Werk auf den Namen „Freude" – sehr passend, wie ich finde: Jedes Mal, wenn ich es in Zukunft ansehen werde, werde ich an diesen Moment zurückdenken.

… Wieder sitze ich im Spielzimmer, halte eine Triangel in den Händen und frage mich, warum ich mir das hier eigentlich antue. Andere Kinder, Jugendliche und ihre Eltern sind ebenfalls anwesend, benutzen verschiedene Instrumente und werfen sich belustigte bis verwirrte Blicke zu. Die Älteren von uns besitzen genügend Rhythmusgefühl, sodass das „Musikstück", das wir zusammen erschaffen sollen, auch halbwegs nach einer Melodie klingen könnte, doch die jüngeren Kinder trommeln, tröten und rasseln begeistert drauf los. Habe ich nicht irgendwo gelesen, dass die Chemotherapie auch die Sinnesorgane empfindlicher machen kann? Falls ja, ist dieser Fall nun wohl bei meinen Ohren eingetreten. Ich kann den Lärm kaum noch ertragen. Auch, wenn die Musiktherapeutin anschließend allein ein Stück spielt, kann ich mich für diese Art der Therapie nicht begeistern.

… Während der Sporttherapie sitze ich auf einem Fahrrad und versuche, möglichst gleichmäßig in die Pedale zu treten, um nicht nach zehn Sekunden schon aufgeben zu müssen. Auch wenn ich öfter mal über die anstrengenden Übungen meckere, die ich drei Mal am Tag durchführen soll, bin ich im Grunde genommen dankbar für sie. Die Bewegung hilft, die Schmerzen im ganzen Körper in Schach zu halten und sogar die Übelkeit kurzfristig zu reduzieren. Nach dem Sport kann ich etwas freier atmen und – jeder, der mich kennt, wird jetzt erschrocken nach Luft schnappen – es macht sogar Spaß, sich zu der Musik zu bewegen. Es beeindruckt mich, dass ich trotz der Chemotherapie fünf, zehn, vielleicht sogar fünfzehn Minuten auf dem Rad aushalte, bevor mich meine Kraft verlässt. Zu sehen, dass mein Körper doch noch zu solchen Anstrengungen in der Lage ist, schenkt mir ein wenig von dem Selbstvertrauen zurück, das ich aufgrund meiner zittrigen Hände und schwachen Beine verloren habe.

Meine Skepsis hätte mich von all diesen Erfahrungen beinahe abgehalten. Ich konnte den Sinn hinter der Kunst- und Musiktherapie nicht erkennen und ich fühlte mich zu Belastungen irgendwelcher Art nicht in der Lage. Trotzdem habe ich es versucht und wurde mit lauter schönen Erinnerungen belohnt. Natürlich hat mir nicht alles gefallen – aber es einmal auszuprobieren, bindet mich ja nicht unmittelbar an die Therapie. Sie soll mir helfen, nicht anders herum – also habe ich die Dinge, die nicht nach meinem Geschmack waren, hinter mir gelassen. Ich möchte dir nicht vorschreiben, was dir gefallen soll und was nicht; ich will dich aufmuntern, den Therapien eine Chance zu geben. Wenn sie dich nur belasten, kannst du immer noch „Nein" sagen. Aber vielleicht überraschen sie dich und sie helfen dir mehr, als du erwartet hättest. Wenn sie nur ein Lächeln heraufbeschwören konnten; wenn sie dich für nur eine Sekunde deine Probleme vergessen ließen, dann war es den Versuch wert.

## KONFRONTATION UND AUSSPRACHE
: (

Schweigend starrt sie auf das Buch in ihrer Hand, ohne die Wörter zu lesen. Sie sieht nichts, begreift nichts, versteht nichts. Anstatt sie abzulenken, hat das Buch sie wieder an ihre Krankheit erinnert. Wieso bloß ließ es sie nicht in eine andere Welt eintauchen? Erschöpft lässt sie den Kopf sinken. Sie will doch nur, dass das Gedankenkarussell einige Minuten lang NICHT auf höchster Stufe durch ihren Kopf saust und kurz anhält, um kotzüble Gedanken aussteigen zu lassen und neuen Passagieren Zutritt zu gewähren. Sie möchte nichts weiter, als den Schmerz in ihrer Brust für wenige Momente loswerden, aus der Realität flüchten und die Geschichte eines anderen erleben. Eines Jemanden, der keinen Krebs hat.

Aber kaum schlägt sie das Buch auf und liest einige Zeilen, triggert ein einzelnes Wort schon mit einem anderen um die Wette und lässt das Gedankenkarussell nochmal so richtig an Fahrt aufnehmen. Krebs. Verdammte Scheiße, sie hat Krebs! Jeder Gedanke daran zischt durch ihren Körper wie ein Elektroschock. Auch nach Wochen, in denen sie gelernt hat, Worte wie „Leukozyten", „Vincistrin" und „Cyclophosphamid" richtig auszusprechen und anzuwenden, sitzt ein gewaltiger Kloß in ihrem Hals: Angst. Und Unglauben. „Wahrscheinlich liegt das daran, dass ich noch immer in meinen alten

Denkmustern feststecke", flüstert sie und schlägt das Buch mit einer enttäuschten und gleichzeitig amüsierten Grimasse zu. Jetzt spricht sie schon mit sich selbst! „Aber na gut ... Unser Gehirn hat sich in den letzten 10.000 Jahren nicht großartig weiterentwickelt. Vielleicht verlange ich etwas viel von dir, Kumpel", grinst sie und tätschelt sich den Kopf, an dem schon einige kahle Stellen zu sehen sind. Trotz dieser Erkenntnis ist das Ganze nervtötend. Obwohl, nein: Es ist eine Belastung. Immer und immer wieder fährt der Schock in sie, als wäre sie dement, würde ihre Diagnose vergessen und sich plötzlich wieder erinnern. Dabei vergisst sie ihre Krankheit nie, im Gegenteil. Sie sucht sie kontinuierlich heim! Doch ab und zu wird der Krebs schon beinahe zur Gewohnheit – bis zu dem Moment, an dem ihre Lebenseinstellung aus der Zeit vor der Diagnose wieder die Oberhand gewinnt und sie wie ein Faustschlag in die Magengrube trifft. Wie kann es bloß wahr sein? Wie ist es möglich, dass der Mensch, der sie vor Wochen noch gewesen ist, plötzlich als lebensbedrohlich krank gilt? Und seit wann unterscheidet sie bitteschön zwischen ihrer Persönlichkeit vor und nach der Diagnose???

Das Unbekannte, Ungewisse jagt ihr Angst ein und macht es ihr gleichzeitig schwer, es zu akzeptieren. Der Krebs sollte nicht ihre Wahrheit sein – doch er ist es.

Sie schlägt das Buch erneut auf, wirft einen Blick auf die Zeilen und seufzt. Vielleicht erscheint ihr die Krankheit auch noch immer so unmöglich, weil sie sich vor einer direkten Konfrontation mit ihr drückt. Im Grunde genommen folgt sie einem Fluchtreflex. Denn obwohl ihre Gedanken nur noch um dieses eine Thema kreisen, lässt sie keine tiefergehenden Überlegungen zu. Zu stark der Schmerz, zu groß die Traurigkeit, zu schrecklich die Panik.

Doch wenn man lange Zeit fällt, ersehnt man irgendwann den Aufprall. Dieser Schwebezustand, in dem sie sich befindet, ist nichts

Halbes und nichts Ganzes. Sie grübelt, ohne je zu einem Ergebnis zu kommen. Sie ist in einem Teufelskreis gefangen, in dem ihre eigenen Gedanken die reine Folter sind. So kann es nicht weitergehen – sie will weg von dem Unglauben, der Melancholie. Sie hat Krebs, ja! Das ist ein Fakt. Zwecklos, es zu leugnen, liebes Gehirn! Entschlossen schlägt sie das Buch erneut zu und tauscht es gegen ein Notizheft und einen Bleistift. Die Seiten sind weiß und ruhig – das komplette Gegenteil des Chaos, das sich ihre Gedankenwelt schimpft. Aber das Chaos würde nicht bleiben. Sie hat Krebs. Langsam muss sie sich daran gewöhnen, denn schließlich wird er für den Rest ihres Lebens auch Part ihrer Geschichte sein – wenn auch hoffentlich ein siegreicher. Was könnte ihr besser helfen, als gegen das Chaos anzuschreiben?

Zu diesem Zeitpunkt weiß sie noch nicht, dass die Seiten des Notizhefts sich bald wie von selbst füllen werden. Sie rechnet noch nicht damit, dass ihre Gedanken zu Kapiteln eines Buches geformt werden, dessen Existenz sie nicht geplant hat. Sie ahnt nicht, dass das Notizheft zu ihrem wichtigsten Begleiter werden wird, welches diesen schmerzhaften Teil ihres Lebens beschreibt wie nichts sonst – sie weiß es noch nicht.

## AKZEPTANZ :)

Es ist die Mutter aller Zwickmühlen. Um unsere Krankheit zu akzeptieren, müssen wir sie erst einmal verstehen. Doch um sie vollständig zu begreifen, müssen wir sie zunächst akzeptieren. Witzigerweise erinnern mich diese Sätze an die ungeklärte Frage: „Was war zuerst da, das Huhn oder das Ei?" Es ist bittere Ironie, dass dieses Rätsel vom Wunder des Lebens handelt, während meines – „Was muss ich zuerst tun? Akzeptieren oder verstehen ?" – mehr oder weniger dem Gegenteil auf den Grund geht. Folge mir nun also auf eine Mission, bei der wir dieses Mysterium erforschen!

Der Gedanke an deine Krankheit tut weh, ich weiß. Sie scheint gerade dein ganzes Leben zu bestimmen, oder? Sie ist in deinem Kopf und lässt dir keine Ruhe. Gleichzeitig fühlt sich alles surreal an, als hättest du mit jemand anderem getauscht und würdest nun sein Leben leben. Ziemlich mieser Tausch für dich, nicht wahr? Du willst aufwachen aus diesem Albtraum. Lass dir jetzt direkt gesagt sein: Gib diesen Wunsch auf. Es ist einfacher, den Gedanken sofort anzunehmen, anstatt nach und nach zu der enttäuschenden Erkenntnis zu kommen: Es gibt keinen einfachen Weg heraus. Du kannst nicht einfach aufwachen und plötzlich ist alles wieder in Ordnung. Punkt. Es tut mir leid, dass ich das so harsch sage, aber dies ist nun mal der erste Schritt.

Du musst die Realität als solche akzeptieren, wie schrecklich es auch scheinen mag.

Der nächste Punkt besteht darin, die Gedanken zuzulassen. Der Schmerz dabei wird deinem Herzen zeigen, dass es wahr ist – denn was dein Kopf schon lange begriffen hat, weigert sich dein Herz noch immer zu glauben. Je mehr du dich mit dem Krebs auseinandersetzt, desto mehr wirst du ihn letztendlich verstehen lernen. Ich sage nicht, dass du dich ausschließlich auf ihn konzentrieren sollst, als sei er eine Obsession – ich behaupte auch nicht, dass du es nicht tun sollst, wenn es dir dadurch besser geht – aber du darfst die Gedanken nicht verdrängen, nicht gänzlich zumindest. Du könntest Tagebuch darüber schreiben, mit jemandem reden, meditieren … Mir persönlich hat es geholfen, Krebsratgeber zu lesen und mich bezüglich des Tumors auf biologischer Ebene weiterzubilden. Ich habe buchstäblich versucht, ihn und seine Entstehung zu begreifen. Dadurch habe ich dann auch mein riesiges Interesse an der Medizin entdeckt.

Damit kommen wir dann auch gleich zum nächsten Schritt: Grundsätzlich ist alles am Krebs schlecht, das brauchen wir nicht zu beschönigen. ABER: Davon musst du dich definitiv nicht einschränken lassen. Dass du die Dunkelheit erkennst, bedeutet, dass es irgendwann einmal Licht gegeben haben muss. Solange du dich daran erinnern kannst, wirst du es auch wiederfinden. Es gibt kaum eine Situation, die man nicht in etwas Positives verwandeln kann, so klein das im Gegensatz zum Negativen auch scheint. Das bedeutet aber nicht, dass die Funken Freude oder Hoffnung weniger wert sind. Denk daran: Ein Stern mag von der Erde aus winzig aussehen – doch in Wirklichkeit ist er ein riesengroßer Feuerball in der Weite der Galaxie. Allein unser Blickwinkel verringert seine Größe und Macht.

Doch weshalb ist Akzeptanz überhaupt so wichtig? Bedeutet sie nicht, den Krebs in dein Leben zu lassen? Heißt es nicht, aufzugeben?

Nein. Wie soll man einen Krieg gewinnen, wenn man die Existenz des Feindes nicht wahrhaben will? Nichts anderes ist das hier. Krieg. Du kannst die Gegenwart nicht verändern – die Zukunft schon. Zu akzeptieren heißt: Anfangen zu kämpfen. Um nichts Geringeres als dein Leben.

## PANIK UND ANGST :(

Panik kommt in Wellen. Wenn die Welle ihren tiefsten Punkt erreicht, ist sie fast nicht mehr zu bemerken. Man strotzt geradezu vor Zuversicht und Kraft. Alles wird gut werden!
Doch bäumt sich die Welle aus Panik auf, wächst höher und höher, scheint gar nicht mehr zu stoppen … dann fühlt es sich an, als drohe man zu ertrinken. Man kann nichts dagegen tun, sie wird größer und größer – hochhaushoch. Unaufhaltsam. Und wenn sie endlich ihren Höhepunkt erreicht, scheint eine Welt zusammenzubrechen. Tränen fließen, Hände zittern. Nichts wird je wieder gut werden. Doch so, wie die Welle wächst, bricht sie auch wieder zusammen, die Panik flacht ab – auch, wenn das in einigen Momenten unmöglich scheint. Bis dann die nächste Welle kommt – und auch diese irgendwann wieder nachgibt und in sich zusammenfällt.

Angst jedoch ist allgegenwärtig. Sie wechselt nicht in ihrer Intensität; sie bleibt immer gleich groß. Wie das Monster, das sich nachts unter dem Bett oder im Kleiderschrank versteckt. Im Gegensatz zu dem geifernden, langklauigen, zotteligen Monstrum jedoch lässt sich die Angst nicht mit Licht oder beruhigenden Worten vertreiben. Sie haftet an einem, zäh wie Gummi, und weigert sich konsequent loszulassen.

Erhält man die Diagnose Krebs, werden Panik und Angst beide unwiderruflich Teil des eigenen Lebens. Sie sind wahrlich keine Freunde – dafür lösen sie zu viel Schmerz aus – aber eines muss man ihnen zugute halten: Auf sie ist Verlass. Sie weichen nie von deiner Seite, sind immer da. Immer. Manchmal drängelt sich die Panik etwas vor und spielt ihre Spielchen, bringt einen fast zum Durchdrehen, bis die Angst schließlich einschreitet und ihren Anteil einfordert. Trotz ihrer offensichtlichen Minderwertigkeitskomplexe und auf Gegenseitigkeit beruhenden Eifersucht sind die beiden ein harmonisches Team. Während die Panik also auch gerne mal über die Stränge schlägt und mit ihren Riesenwellen alles durcheinanderbringt, einreißt und zerstört, weiß die Angst von der Effizienz des Stetigen. Beide allein sind schon eine Nummer für sich, aber in Kombination sind sie eine Wucht. Und das meine ich nicht im positiven Sinne.

Die Panik wirft mich also immer mal wieder um, zwingt mich fast zum Kentern mit ihren peitschenden Wellen. Seit ich meine Diagnose bekommen habe, bäumt sie sich mehrmals am Tag zu ihrer vollen Größe auf und bewirft mich mit den erschreckenden Fakten. Ich habe Krebs. Ich bin lebensbedrohlich krank. Diese Erkenntnisse schlagen immer wieder auf mich ein, hinterlassen Krater der Zerstörung. Die Angst hält sich im Hintergrund, meldet sich nur hin und wieder zu Wort und liefert zusätzliche Hinweise wie „Dein ganzes Leben wird sich verändern. Nichts wird so sein wie vorher."

Wow. Wirklich unglaublich hilfreich, ihr Beiden. Danke. Applaus. Wie könnte ich bei solch aufmunternden Worten bloß die Kraft verlieren, die Krater zu flicken; das Chaos zu beseitigen, das ihr hinterlasst?

Ich weiß nicht, welche dieser Gedanken am schmerzhaftesten sind. Am schockierendsten. Am schrecklichsten. Vielleicht ist es auch einfach die geballte Mischung aus allem. Ich bin krank, gefährlich krank. Ich darf nicht mehr in die Schule gehen, meine Klassenkameraden nicht mehr sehen. Vielleicht werde ich bleibende Schäden von der Chemotherapie davontragen – „Vorausgesetzt natürlich, die Chemo schlägt überhaupt an!", lacht sich die Panik gehässig ins Fäustchen und lässt mich hysterisch aufspringen. Über diese andere Möglichkeit will ich und kann ich gar nicht nachdenken. Und doch ist er da, der Gedanke, drängt sich mir auf, bis ich denke, ich platze. Was ist, wenn …?

Gott, ich kann es nicht einmal aufschreiben, geschweige denn aussprechen. Trotzdem scheint meine Mutter zu ahnen, was mir durch den Kopf schießt, denn sie ermahnt mich, keinen einzigen Gedanken daran zu verschwenden. „Es gibt nur eine Option für dich und die heißt gesund werden!" Ja. Denn die Alternative ist irgendwie nicht so wirklich eine und noch dazu viel zu … es gibt gar kein Wort dafür. Andererseits, wenn ich die begeisterten Blicke von Panik und Angst sehe, würden sie es vielleicht als fantastisch betiteln. Ihre flammenden Blicke lassen mich zweifeln, dass ich den Gedanken je wieder vollends loswerde. Die beiden werden ihn auf jeden Fall bis zum letzten Tropfen auskosten, denn es lässt sich mit ihm nur allzu gut Panik und Angst säen:

Ich habe Krebs.

Ich könnte sterben.

### K ... R ... E ... B ... S : /

So. Da hast du es. Jetzt habe ich das böse Wort aufgeschrieben. Bist du nun endlich zufrieden? Das schreckliche Wort, das sich wie Säure in meinen Verstand ätzt.

Kannst du dir vorstellen, wie es sich anfühlt, die Worte „Ich habe Krebs" zu sagen und auch so zu meinen? Ich konnte es vor meiner Diagnose nicht. Die Möglichkeit erschien immer meilenweit entfernt, die Angst davor nicht greifbar, unbegründet. Wie dämlich, wo doch jeder von uns die Zellen in sich trägt! War es Naivität, die mir die Augen verschloss? War es ein Mechanismus des Gehirns, solche Gefahren auszublenden, um mich vor ständigen Panikattacken zu schützen? Oder war es die selbstsüchtige Hoffnung, meiner Familie und mir würde schon nichts passieren, weil wir unser Pfandgeld an eine Kinder-Krebs-Station spenden, als Schutzgeld im Austausch für unsere Gesundheit?
Ironischerweise ist dies genau die Station, auf der ich mich nun befinde.

Ich weiß nicht, welches dieser Dinge mich dazu veranlasste, die Gefahr von Tumoren weit von mir zu schieben. Ich hätte nie im Leben damit gerechnet, und jetzt ... jetzt muss ich irgendwie lernen, das Wort auszusprechen. Es hängt in meinem Rachen fest, brennt auf meiner

Zunge, lässt die Luft beim Hervorschießen geradezu sirren, bis es mit Überschallgeschwindigkeit meinem Gesprächspartner ins Gesicht klatscht. Ich wusste schon immer, dass Worte viel Macht haben – aber was dieses spezielle Wort anrichten kann, ist überdimensional. Es ist einfach … zu viel. Fünf kleine Buchstaben, die mein Leben zerstörten und mir nun eine Heidenangst einjagen. Vielleicht, wenn ich es nur oft genug wiederhole, verliert es etwas an Kraft.

Krebs, Krebs, Krebs, Krebs. Krebs!

Nein, irgendwie hilft das ganz und gar nicht. Mein Hals schnürt sich zu. Tränen steigen mir in die Augen und drohen, meine Wangen hinabzulaufen. Jedes Wort schmerzt im Herzen. Wie ist das bloß möglich? Es war doch nur ein Wort, nichts weiter. Trotzdem kann es eine Panikattacke auslösen, die sich gewaschen hat.

Andererseits: Wie sagt Hermine Granger doch in Harry Potter? „Angst vor einem Namen macht nur noch größere Angst vor der Sache selbst." Auch, wenn man in meiner Situation wohl kaum von Du-weißt-schon-wem sprechen kann – allerhöchstens von Dem, dessen Name nicht genannt werden darf – so passen der Spruch und die Weisheit dahinter definitiv. Ich habe bereits mehr als genügend Angst vor dieser Krankheit, danke der Nachfrage. Muss ich mir das Leben wirklich noch ein bisschen schwerer machen? Härter, als es sowieso schon ist? Bis zum Anschlag gefüllt mit Furcht?

Nein, beschließe ich, nein danke. Trotzdem wird es wohl noch lange dauern, bis ich das Wort ohne Zögern hervorwürgen kann. Und noch viele tausende Anläufe, bis ich es ohne Schmerz, Wut und Angst auszusprechen vermag. Wer weiß? Vielleicht wird das nie komplett aufhören. Vielleicht werde ich auf ewig einen kleinen Pieks im Herzen verspüren, sobald das Thema aufkommt.

Vielleicht aber auch nicht. Ich werde auf jeden Fall mein Bestes geben. Es kann ja wohl nicht angehen, dass mich so ein kleines Wörtchen – fünf winzige Buchstaben – in die Flucht schlagen!

Krebs.

Krebs, Krebs, Krebs, Krebs, Krebs.

Krrreebbbssss.

KREBS!!!

Siehst du? Schon viel einfacher.

# VERÄNDERUNGEN :/

Schweißgebadet setzt das Mädchen sich in ihrem Bett auf, sucht nach Orientierung in der Dunkelheit des Zimmers. Es ist Nacht. Sie ist allein. Ihr Atem geht nur stoßweise, ihr Herz flattert. „Ein Albtraum", haucht sie. Nur ein Albtraum. Oder besser gesagt: Ein Albtraum innerhalb eines Albtraumes – der ihr wirkliches Leben zu sein scheint, denn sie wacht und wacht nicht daraus auf.

Sie lauscht auf das monotone Summen des Tropfes, welcher ihr Zimmer in ein bläuliches Licht taucht. Blau. Kalt. Wie ihre Finger, mit denen sie sich nun über die Arme fährt – und verdutzt innehält. Verwirrung steigt in ihr auf und sie betrachtet im Dunkeln ihre Hände. Über 15 Jahre schon sind sie ihr stets zu Diensten; schreiben, zeichnen, umarmen, boxen, tun, was auch immer sie von ihnen verlangt – umso erschreckender nun, dass das Mädchen sie nicht wiedererkennt. Ihr Herz setzt einen Schlag aus, bevor es doppelt so schnell weiterschlägt – Blut durch ihren kranken Körper pumpt.

Sie greift nach dem Lichtschalter. Noch während sie mit tränenden Augen gegen das brennend helle Licht blinzelt, denkt sie darüber nach, wie seltsam sich auch diese Handlung anfühlt. Sie unterzieht ihre Finger einer genaueren Untersuchung und ihr stockt der Atem: Ihre Hände – wichtige, wichtige Teile ihres Körpers – sind ihr fremd geworden. Sie sehen anders aus; fühlen sich rauer an; zittern unkontrolliert. Kurz ist sie versucht, eine Krankenschwester zu rufen. Aber zu welchem Zweck? Was würde es schon bringen? Sie hat gerade keine Lust auf Trost, auf Verständnis, auf Wärme; im Gegenteil. Ist es dumm, dass sie sich ihrem Leid ein wenig hingeben will? Sie befindet: „Nein", und lehnt sich, ihre Hände weiter betrachtend, zurück.

Ist es nicht komisch? Noch vor zwei Wochen hat sie keinen einzigen Gedanken am Tag an sie verschwendet – und jetzt hält ihre Veränderung sie wach. Sie kann das Gefühl kaum beschreiben. Ihre Finger fühlen sich eigenartig an, kribbeln auf seltsame Weise.

Doch es sind nicht nur ihre Hände. Was würde die Chemotherapie ihr noch abverlangen? Welche Stellen würden noch darunter leiden müssen, sich einer Veränderung unterziehen – vielleicht sogar für immer? Sie kann es nicht länger leugnen: Sie wird nicht die Gleiche sein, falls – Verzeihung, wenn – sie aus dieser Sache herauskommt. Würden ihre Klassenkameraden sie noch erkennen, wenn sie endlich in die Schule zurück dürfte? Würde sie sich selbst überhaupt noch erkennen nach der Chemotherapie? Oder würde sie sich an alles Neue gewöhnen?

Gott, sie wünscht sich einfach nur ihren gesunden Körper zurück. Natürlich war sie nicht immer glücklich mit ihm – welcher Teenager ist das schon? Aber er war gesund; sie war es. Nun, da ihr dies genommen wurde, erkennt sie, wie wertvoll Gesundheit doch eigentlich ist.

Würde sich nur ihr Körper verändern oder auch ihre Persönlichkeit? Sie hat Angst davor, durch den Krebs verbittert zu werden. Angst vor den Gedanken, die schon jetzt in ihr emporkriechen wie Ungeziefer: Warum hat es sie erwischt? Wieso nicht jemand anderen? Sie will ihr Leben nicht gegen ein anderes tauschen, nein. Aber manchmal, da klingen ihre Gedanken so verletzt und wütend, dass sie Angst vor sich selbst bekommt. Wird sie langsam, aber sicher egoistisch? Ist in ihren Gedanken bald nur noch sie selbst von Wert, sind die anderen austauschbar? Wird sie sich selbst verlieren?

Ein paar Monate später kennt sie die Antwort auf die letzte Frage: Nein, das tut sie nicht. Veränderungen haben immer auch etwas Gutes; sie treiben die Menschheit voran. Das gilt auch für sie. Die Zeit im Krankenhaus hat sie stärker gemacht, entschlossener. Vielleicht auch ein wenig vorsichtiger und mehr um ihre Gesundheit und um die ihrer Lieben besorgt, aber hey, ist das was Schlimmes? Sie weiß nun, dass ihre Gedanken in dieser Nacht völlig normal waren – aber auch unbegründet. Veränderung mag erst einmal angsteinflößend erscheinen, doch in den meisten Fällen sind unsere Befürchtungen viel schlimmer als das Endresultat. Sie ist nicht mehr die Gleiche – doch das bedeutet keinesfalls, dass sie sich zum Schlechteren entwickelt hat.

## SCHNIPP, SCHNAPP – HAARE AB! :(

Wie Schlangen ringeln sich die langen dunklen Haare am Boden der Dusche und winden sich um ihre Zehen. Resigniert atmet sie einmal tief durch, bevor sie das Gesicht zu einer Grimasse verzieht und die ausgefallenen Haare zur Seite schiebt, damit sie den Abfluss nicht verstopfen. Ihr Atem kondensiert wie ein weißer Schleier an der geschlossenen Duschtür und sie hebt einen bebenden Finger, um einen Smiley zu zeichnen. Traurig lächelt sie zurück. Dann greift sie wieder in ihr Haar, seufzt – und zerrt eine weitere Hand voll nasser Strähnen heraus. Durch den Schwung wickeln sie sich um ihr Handgelenk, sodass sie ihren Arm schütteln muss, um sie loszuwerden. Mit einem lauten Platsch landet das Knäuel im Wasser und leistet seinen Kameraden Gesellschaft. Ein letztes Mal greift sie beherzt zu und wiederholt die Prozedur, dieses Mal jedoch mit den Tränen kämpfend. Das alles ist so unfair. Was hat sie bloß getan, dass sie das hier verdient? Trotz des heißen Wassers zittert sie am ganzen Körper. Natürlich haben die Ärzte und Schwestern sie vorgewarnt, dass die Chemotherapie auch vor ihren Haaren nicht Halt machen würde, aber sie hat gehofft, sie würde ihre Mähne noch ein wenig länger behalten. Der Gedanke lässt sie auflachen. Dem braunen Berg vor ihren Füßen nach zu urteilen, ist von ihren geliebten Haaren nicht mehr viel übrig …

Sie fährt sich über die mit einer Gänsehaut überzogenen Arme. Noch klebt Schaum an ihnen, weißer Schaum, der nun nach und nach den Boden der Dusche bedeckt, sich über die braunen Schlangen legt und sie somit versteckt. Wenn es doch nur genauso einfach mit ihren Gedanken ginge. Es ist, als würden sie sich in ihrem halbkahlen Kopf drehen, schneller und schneller und schneller. Sie kommen nie zum Halten, sie kann keinen von ihnen fassen. Nicht, dass sie das gewollt hätte. Die Gedanken sind trostlos. Grau. Durch ihre Geschwindigkeit verschwimmen sie aber zum Glück so sehr, dass sie sie nicht lesen kann. Ab und zu schafft es einer von ihnen, dem Sturm zu entkommen – und bringt sie prompt zum Weinen.

Nachdem ein Klopfen sie aus ihren Überlegungen reißt, schnappt sie sich ein Handtuch, die Badtür öffnet sich und ihre Mutter schlüpft ins Zimmer. „Alles in Ordnung?" Oh Mann, das auch noch! Ihr wird das Herz schwer. Eigentlich hatte sie die Haare im Mülleimer verschwinden lassen wollen, bevor ihre Mutter Wind davon bekommt. Sie leidet unter der Krankheit ihrer Tochter sowieso schon genug, ohne die radikalen Auswirkungen der Chemotherapie sehen zu müssen.

Statt einer Antwort schiebt sie nur die Duschtür auf, kratzt mit den Zehen etwas Schaum zur Seite und deutet auf den Berg voller Haare. Ihre Mutter presst die Lippen aufeinander, blinzelt einige Male hektisch und drückt ihr dann einen Kuss auf die Wange. „Ach, Maus. Willst du sie heute abscheren?"

Will sie? Sie starrt das Knäuel Haare zu ihren Füßen an, welches sich dunkel vom weißen Untergrund abhebt. Möchte sie weiterhin jeden Tag beim Haarewaschen Büschel zu Boden schmeißen? Will sie immer wieder daran erinnert werden, wie die Chemotherapie, wenngleich sie gegen den Krebs vorgeht, ihren Körper zerstört? Will sie sehen, was sie dem Krebs alles zu verdanken hat?

Oder will sie der ganzen Haar-Geschichte mit einem Mal ein Ende setzen? Ein Ende, dessen Zeitpunkt sie, nur sie ganz allein, bestimmt? Ein Ende, bei dem sie dem Krebs und der Chemotherapie den Mittelfinger entgegenstreckt und ihnen zuvorkommt? Ein Ende, bei dem die Wahl, keine Haare mehr zu haben, nur bei ihr liegt?

Für sie gibt es nur eine richtige Entscheidung. Entschlossen nickt sie mit dem Kopf.

„War ich vielleicht etwas voreilig?", fragt sie sich, als das Surren der Schermaschine die Luft durchschneidet. Doch da direkt vor ihr ihre Mutter und ihre Freundin sitzen und beide ihre Hand halten, versucht sie, sich ihre plötzlich auftretende Unsicherheit nicht anmerken zu lassen. Ihr Vater hebt trotzdem eine Augenbraue: „Bereit?" „Warte!", sie lacht, „gib mir wenigstens einen Moment, mich mental darauf vorzubereiten!" Die kleine Stimme in ihrem Inneren zweifelt daran, dass dies überhaupt möglich ist, aber sie muss es schließlich versuchen, oder?

Sie schließt die Augen und atmet tief durch. „Okay. Bleib ruhig. Es geht los", wiederholt sie in Gedanken wie ein Mantra. „Denk dran: Es sind nur Haare. Es gibt einige Nebenwirkungen, die sehr viel Schlimmeres anrichten. Das hier ist nichts. Außerdem wachsen sie ja bald wieder nach."

Sie öffnet die Augen wieder und nickt. Auch ihre Eltern und ihre Freundin scheinen die Zeit genutzt zu haben, um sich zu wappnen. Sie zwingt sich, zu lächeln – und ihr Vater setzt die Schermaschine an. Wie ein Messer über Butter fährt, schießt es ihr durch den Kopf. „Überlegt mal, wie viel Wasser und Shampoo ich jetzt spare. Ich rette die Umwelt und spare auch noch Geld!" Damit bringt sie alle Umstehenden zum Lachen. Eine Haarsträhne nach der anderen rutscht ihr vom Kopf und gleiten ihr im Fallen weich über die Wange – fast wie ein Streicheln zum Abschied.

Vor einigen Wochen noch hatte sie immer mal wieder überlegt, wie sich wohl Krebskranke fühlen, wenn ihnen die Haare ausfallen. Wer hätte je gedacht, dass sie es nun am eigenen Leib erfahren würde?

„Geschafft", verkündet ihr Vater und zückt nun einen blauen Einwegrasierer. Einen zweiten – pink, diesmal – reicht er mit feierlichem Blick an ihre Mutter weiter, die ihn mehr oder weniger begeistert annimmt. „Jetzt kommt noch der Feinschliff."

Während ihre Eltern sich an die Arbeit machen, wirft ihre Freundin ihr ein Stück Schokolade zu, das sie sich dankbar in den Mund steckt. Die Ablenkung kann sie gut gebrauchen, denn Tränen haben begonnen, sich ihren Weg nach draußen zu bahnen. Sie schüttelt sich. Auf die fragenden Blicke der anderen antwortete sie: „Es ist verdammt kalt!" Wieder lachen alle.

Ist es nicht erstaunlich, dass das noch geht? Dass sie lachen können, obwohl die Situation eigentlich nur tragisch ist? Dieser Gedanke, dass es trotz aller Dunkelheit in ihrem Leben immer noch so viel Licht gibt, schenkt ihr die Kraft, in das Handy ihrer Freundin zu gucken und ihrem kahlen Spiegelbild entgegenzuschauen. Der Anblick ist … nicht halb so schockierend, wie sie befürchtet hat. Natürlich erscheint es ungewohnt, das ansonsten von braunen Haaren umrandete Gesicht zu sehen, aber – das Gesicht lächelt, und es ist ihr Lächeln. Es sind immer noch ihre grünen Augen, die ihr mit genau der gleichen Freude wie sonst auch entgegenstrahlen.

Eine gewaltige Last springt, ja, katapultiert sich förmlich von ihren Schultern. Selbstverständlich ist sie immer noch die Gleiche – wie bloß hatte sie das auch nur eine Sekunde lang vergessen können? Sie grinst in die Kamera. Plötzlich fühlt sie sich unglaublich stark und sie ist stolz auf sich selbst. Sie hat sich die Haare abrasieren lassen, weil sie eine Krebspatientin ist – wie viele Leute können von sich behaupten, dass sie das durchstehen mussten? In diesem Moment wird ihr klar, dass ihr in der Zukunft niemand mehr etwas in dieser Richtung wird anhaben oder gar vorwerfen können. Nie wieder wird jemand behaupten können, sie sei schwach.

Es ist ein Selfie für die Ewigkeit.

## ALLTAG :)

Langsam stellt sich eine Routine ein. Ist das nicht verrückt? Ist das nicht traurig? Mein Leben als Krebskranke erhält einen Alltag. Er wird zur Gewohnheit. Der Krebs selbst wird zur Gewohnheit! Dieser Gedanke macht mir Angst, denn er scheint mehr und mehr mit meinem Selbst zu verwachsen. Wird es irgendwann normal für mich sein, dass ich an Krebs litt?

Es ist komisch, aber die Routine hilft mir. Hilft, die Tage zu überstehen. Hilft, die Zeit bis zu meiner Gesundung schneller verstreichen zu lassen. Schritt für Schritt. Ein Tag nach dem anderen. Ich hake die Tage bis zu meiner letzten Chemotherapie mit einem roten Stift ab. Es dauert noch. Lange.

Jetzt fragst du dich vielleicht, wie ein Tag im Leben einer Krebskranken so aussehen mag. Was tut man, wenn man viele Dinge nicht tun darf? Wie ist das Krankenhaus? Lass mich dir meinen Alltag skizzieren. Hier ist meine To-do-Liste.

07:30 Uhr   Aufstehen. Zähne putzen, duschen, anziehen. Das dauert ruhig mal 45 Minuten, denn ab und zu muss ich vor Erschöpfung eine Pause einlegen, sitze auf dem Boden und atme. Mama macht Frühstück.

08:30 Uhr   Fahrt zum Krankenhaus. Wie immer jede Menge Tränen aus Angst, dass meine Blutwerte nicht gut sind und ich im Krankenhaus bleiben muss. Wie oft unser Auto mich in letzter Zeit weinen gesehen hat, ist schwer zu sagen. Ich befürchte, ich kann die Menge an Tränen gar nicht zählen.

09:30 Uhr   Termin in der Klinik. Blutabnahme, Kontrolle. Manchmal Sport oder Physiotherapie. Dann ein tröstendes Wort und ein Kaffee bei Petra, der Betreuerin der Station.

11:30 Uhr   Fahrt nach Hause. Erleichterung, weil die Blutwerte gut aussehen, oder Sorge, weil sie es nicht tun. Jede Menge Gebrülle, weil ich die Musik im Auto so laut mitsinge, dass ich Halsschmerzen bekomme. Ein Kakao.

12:30 Uhr   Mittagessen. Erste Runde meiner Sporteinheit: 7 verschiedene Übungen zu jeweils dreißig Sekunden. Danach erstmal zu Atem kommen.

13:30 Uhr   Meine kleine Schwester Isla kommt von der Schule nach Hause. Manchmal helfe ich ihr bei ihren Hausaufgaben, manchmal setze ich mich selbst an meine Aufgaben und versuche, den verpassten Stoff aufzuholen. Dabei ab und zu ein Nervenzusammenbruch, weil der Berg an Aufgaben immer weiter wächst. (Zwischendurch sind es 300 Fotos, Notizen und Arbeitsblätter, die ich bearbeiten muss. Ich wiederhole: 300 Stück!)

17:00 Uhr   Zweite Runde Sportübungen. Dann lesen, fernsehen oder ähnliches. Hauptsache, ich habe etwas Ablenkung und Ruhe.

18:30 Uhr   Abendbrot. Danach ein Spaziergang mit Mama und Omi. Das sind immer meine liebsten Momente des Tages.

19:30 Uhr    Fernsehen mit meiner Familie, telefonieren mit Freunden oder ähnliches.

21:00 Uhr    Oh, mein Bett! Endlich! Wie habe ich dich vermisst!

## TRUGBILD AM MORGEN :)

Sonntag, 10:30 Uhr

Ächzend setzt sich die Jugendliche in ihrem Bett auf und reibt sich müde über das fahle Gesicht, penibel darauf bedacht, die Übelkeit nicht Überhand gewinnen zu lassen. So mancher Leser fühlt sich nun sicherlich an seine eigene Sturm- und Drangzeit erinnert, lächelt wissend und denkt, er kenne des Rätsels Lösung: Das Mädchen hat am Vorabend wohl ein wenig zu tief ins Glas geschaut und erlebt nun einen Kater, der sich gewaschen hat. Eine glasklare Angelegenheit, oder?

Nun, das Mädchen kann es dem Leser nicht verdenken, wenn seine Gedanken sofort in diese Richtung wandern. Im Gegenteil; sie gönnt ihm jeden einzelnen Moment der friedlichen Ungewissheit – ein Privileg, welches ihr selbst nur im Schlaf und in den ersten orientierungslosen Augenblicken nach dem Aufwachen gewährt wird. Noch halb in ihrem Traum gefangen, verfällt sie – wie an jedem Morgen – der gewohnten Routine, greift mit einer Hand nach einem Zopfgummi, mit der anderen nach ihrem Haar – und muss ein leicht hysterisches Auflachen unterdrücken, als beide Hände ins Leere greifen. Natürlich: Das Zopfgummi hat sie bereits vor Wochen von ihrem Nachttisch verbannt und ihre Haare ... Nun ja, die Geschichte ist da etwas komplizierter. Lass es mich so sagen, lieber Leser: Die Substanz, die ihr die scheinbar verräterische Übelkeit verschafft, ist definitiv kein Alkohol gewesen.

Eine Welle von Emotionen überflutet den Teenager und nimmt ihr für einen Moment die Luft zum Atmen. Wut, Trauer, Ungerechtigkeit, Hilflosigkeit, Angst, Unglaube und das Gefühl, vollkommen alleine zu sein, stauen sich in ihrer Brust und für einen Moment ist sie versucht, sich wieder in ihre Kissen sinken zu lassen und vor Frustration aufzuschreien. Doch irgendetwas … irgendetwas hält sie davon ab.

Etwas wacher inzwischen greift sie wieder in Richtung Nachttisch – diesmal jedoch nach ihrem freundlichen Begleiter in Form einer bunten Mütze. Einige Sekunden lang starrt sie das Stück Stoff an, beinahe in der Erwartung, es würde zurückschauen. Das nicht identifizierte Gefühl scheucht sie aus ihrem Bett, zwingt sie dazu, frisches Tageslicht ins Zimmer zu lassen, fordert sie geradezu heraus, in den Spiegel zu blicken. Es schwellt warm in ihrer Brust an, drängt die dunklen Gedanken etwas zurück und erlaubt ihr so, in ihr kahles Spiegelbild zu blicken. Ein Moment vergeht, in dem alles auf der Kippe steht – und dann schafft es das Mädchen, die Mundwinkel anzuheben und sich selbst und den neuen Tag mit einem Lächeln zu begrüßen.

Das mutmachende Gefühl, bestehend aus einer Kombination von verrücktem Stolz und makabrem Trotz, es bringt sie dazu, die Schultern zu straffen und sich für den Tag zu wappnen. Für die neugierigen und mit Mitleid erfüllten Blicke der anderen. Für einen weiteren Versuch, ihre Liebsten nicht sehen zu lassen, wie schlecht es ihr geht – und für das Wissen, dass sie es am Abend wieder nicht geschafft haben wird, denn dafür kennt ihre Familie sie zu gut.

Trotzig streckt sie das Kinn heraus und sieht sich selbst fest in die Augen, in der Gewissheit, dass ER ihr wenigstens das nicht nehmen konnte. ER, der ihr Leben vor gar nicht allzu langer Zeit völlig auf den Kopf stellte. ER, dem sie all die Übelkeit und das Unwohlsein zu verdanken hat. ER, der es tatsächlich wagen will, sich ihr in den Weg zu stellen.

Sie nimmt einen tiefen Atemzug, setzt sich die Mütze auf und stolziert erhaben aus dem Zimmer – aber nicht, ohne vorher einen Blick zurückzuwerfen, zu lachen und zu sagen: „Du kannst mich mal, Krebs."

## BLICKE AUF DEN STRAßEN :)

Sie muss eine verdammte Attraktion sein. Ist sie hier im Zirkus? Das Mädchen hat doch nur vorgehabt, einen Spaziergang zu machen. Nur die frische Luft, etwas Bewegung und sie. Und jetzt? Augen. Wohin sie auch sieht. Augen. Die Menschen starren sie an. Taxieren sie. Versuchen, sich auf ihr Aussehen einen Reim zu machen. Das Mädchen kann darüber nur die Augen verdrehen. Was gibt es denn schon großartig zu sehen? Ja, sie trägt eine Mütze. Ja, darunter ist ihr Kopf kahl. Ja, durch die Medikamente ist ihr Gesicht aufgedunsen und ja, sie sieht krank aus. Denken die Leute, sie wüsste das nicht? Sie tut es. Bei jedem einzelnen Blick in den Spiegel sieht sie es. Blasse Haut. Glasige Augen. Sie ist müde, so unsagbar müde. Das gibt ihnen aber noch lange nicht das Recht, zu starren. Das Mädchen beschleunigt seine Schritte, gibt es aber kurze Zeit später auf und ringt nach Atem. Ihre Kondition hat unter der Behandlung wohl genauso sehr gelitten wie sie selbst. Sie schüttelt den Kopf. Hat sie gerade wirklich versucht, vor den Blicken zu fliehen? Ein hoffnungsloses Unterfangen – und wert sind sie das auch nicht. Sie ist es nur so leid. Überall ist es das Gleiche. Die Leute betrachten sie wie neugierige kleine Kinder, die im Zoo einen Löwen bestaunen – obwohl, bei ihrer Geschwindigkeit wahrscheinlich eher eine Schildkröte oder ein Faultier. Ihr gefällt diese Art der Aufmerksamkeit einfach nicht.

Sollen die Menschen sie doch danach fragen! Das wäre ihr um einiges lieber. Stattdessen sind sie auf das Mädchen fixiert, als sei es ein Autounfall. Als sei sie die Personifikation eines Unglücksfalls. Es ist eine Tatsache, dass Menschen von Katastrophen angezogen werden wie die Motten vom Licht. Sie trifft eigentlich keine Schuld – es liegt in ihrer Natur. Trotzdem ist sie genervt. Egal, wo sie ist; egal, was sie tut: Die Leute wenden den Blick einfach nicht ab. Es ist ein unangenehmes Gefühl. Ein Schauer über den Rücken, gepaart mit der steifen Haltung, jetzt bloß nichts Peinliches anzustellen.

Ein leiser Seufzer entfährt ihr. Die einzige Möglichkeit, das Starren zu beenden, besteht darin, ihre Krankheit zu erklären. Komischerweise hat das Mädchen die Erfahrung gemacht, dass die Menschen aufhören, sobald sie genau Bescheid wissen. Dieses Paradox leuchtet ihr zwar nicht ganz ein, aber es funktioniert. Leider ist der Versuch bei völlig Fremden etwas unpraktisch – so viel Mut bringt sie dann doch nicht auf. Es zu ignorieren funktioniert für sie ebenso wenig. Wenn jemand gafft, merkt sie das spätestens, wenn sich ihre Nackenhaare aufstellen. Sie fühlt sich einfach unwohl. Es ist unangenehm. Folglich muss eine andere Lösung her, denkt sie, rollt die Schultern und sieht geradewegs einem starrenden Passanten solange in die Augen, bis er wegsieht.

Ein aufkommender Gedanke lässt sie grinsen. Vielleicht sind sie alle auch nur beeindruckt, wie unglaublich toll und gesund sie aussieht. Die Vorstellung ist belustigend, löst aber auch eine Kettenreaktion aus. In diesem Fall zählt die Wahrheit weniger als die eigene Vorstellung. Selbst wenn es nicht der Realität entspricht, kann sie doch trotzdem davon ausgehen? Probehalber richtet sie sich etwas auf und lächelt. Einerseits ist das eine wirklich arrogante Sichtweise, aber sie gewinnt trotzdem mit großem Vorsprung vor dem Bewusstsein, dass die Leute vor ihrem kranken Aussehen erschrecken. Sie muss kein Model sein, um sich wie eines zu fühlen. Ihre Schritte werden etwas selbstsicherer. Ist es nicht egal, was sie denkt oder sich vorstellt, solange sie sich dadurch besser fühlt? Jede Ausrede, weshalb die Leute wohl starren, ist ihr lieber als die Realität. Schon jetzt fühlt sie sich stärker. Sie legt mehr Kraft in ihren Gang, hebt den Kopf weiter an und stolziert regelrecht die Straße entlang. Sollen die anderen doch schauen! Sie ist es leid, sich selbst zu beweinen. Sie ist eine starke, selbstbewusste und unabhängige Frau. Sie lässt sich nicht einschüchtern – nicht vom Krebs und schon gar nicht von irgendwelchen Gaffern, die nichts Besseres zu tun haben. Oh nein. Tief in ihr meckert ein Teil immer noch über die Überheblichkeit der Vorstellung, alle Menschen würden nur aufgrund ihres fantastischen Aussehens zu ihr schauen. Ja, es ist arrogant. Ja, es entspricht sicherlich nicht der Realität und ja, das ist ihr vollkommen egal. Es hilft – und das ist das Einzige, was zählt. Außerdem macht Selbstbewusstsein ja bekanntlich attraktiv, oder nicht?

# DIY: WIE MAN MIT KRANKEN SPRICHT
:)

Zuerst einmal: Ich kann dich verstehen. Wenn man sich mit Krebskranken unterhält, kommt man sich mitunter ziemlich dämlich vor, oder? Es ist beinahe, als würde man in einer fremden Sprache versuchen, zu kommunizieren: Kann ich das so sagen? Ist es unangebracht? Könnte ich ihn oder sie damit verletzen? Ich war auch in deiner Situation, mehrmals sogar. Wie soll ich am besten auf eine Erzählung reagieren? Soll ich Mitleid zeigen oder wirkt das vielleicht gespielt? Wie kann ich Trost spenden? Darf ich diese Frage überhaupt stellen oder geht das zu sehr ins Private? Ich fühlte mich oft hilflos, tollpatschig. Ich lauerte nur darauf, in ein Fettnäpfchen zu treten; eine Entschuldigung lag mir jederzeit griffbereit auf der Zunge. Dazu muss ich noch betonen, dass ich bereits krank war, als ich in solche Situationen kam – man könnte also meinen, ich könne einfach von dem, was ich mir an Worten wünschen würde, auf andere schließen ... Aber so einfach ist das nicht. Wir unterscheiden uns zu sehr, um zu generalisieren. Einige sind unglaublich offen, andere sehr verschlossen, wieder andere möchten alle Gedanken an die Tumorzellen in ein dunkles Loch sperren und nie wieder hervorholen.

Das Wichtigste ist, die Wünsche der Person zu akzeptieren, wenn du ihr helfen willst. Du kannst niemanden zu einer Unterhaltung zwingen, nur weil du der Meinung bist, es würde helfen. Genau, wie du manchmal einfach zuhören musst, weil derjenige sich den Ballast von der Seele reden möchte. Es kommt dabei immer auf die einzelne Person an.

Ein weiterer Aspekt, den ich mir von einem guten Kumpel stibitzt habe, ist Ehrlichkeit. Wenn du nicht weißt, was du sagen sollst – sag es. Wenn du keine Idee hast, wie du den Anderen aufmuntern oder trösten kannst – sag es. Wenn du Angst hast, etwas zu vermasseln oder dumm zu handeln – sag es. Das zeigt, dass du dir Gedanken machst.

Im Zweifelsfall hilft eines am meisten: Fragen stellen. Ist es okay für dich, wenn ich ironisch oder sarkastisch bin? Tut mir leid, dass ich so direkt bin, aber: Werden dir deine Haare ausfallen? Tut es dir weh, wenn ich über meine Haare spreche, obwohl du selbst gerade keine hast? Sollte der- oder diejenige die Fragen als unangemessen empfinden, wird dir das schon mitgeteilt werden. Ich für meinen Teil kann berichten, dass mir genau diese Fragen von meinen Freunden gestellt wurden. Ich fühlte mich sehr viel wohler dabei, darauf zu antworten, als auf Texte, die stundenlang um den heißen Brei herumreden und bei denen man am Ende interpretieren muss, um überhaupt herauszufinden, was sie jetzt eigentlich von einem wollen. Also, die „Lehr' von der Geschicht'": Was offene Fragen zu tun vermögen, können lange Umdichtungen nicht.

Wichtig ist außerdem wirkliches Interesse. Solltest du jemanden nur aus Pflichtgefühl nach seinem Wohlbefinden fragen, wird jener es spätestens bei deiner Reaktion auf seine Antwort bemerken. Merke: Kein Interesse ist besser als geheucheltes Interesse.

Zu guter Letzt: Sei einfach du selbst. Ich weiß, ich weiß, jetzt klingt das Ganze hier wirklich wie einer dieser pseudo-philosophischen Motivationssprüche, aber es ist nun mal wahr. Verstell dich nicht, denn das werden wohl die wenigsten wollen. Ja, wenn du von Natur aus in eurer Beziehung der Mensch bist, der mehr zu Wort kommt, solltest du deinem Gegenüber jetzt auch mal die Chance geben. Das bedeutet aber nicht, dass du nun grundsätzlich schweigen musst, denn das würde auffallen. Stell dir die Konsequenzen vor: Vielleicht hat die Person dann ein schlechtes Gewissen, weil du dich aufgrund ihrer Krankheit dazu gezwungen fühlst, ruhig zu sein. Bleib natürlich und höre auf dein Bauchgefühl. Oft können wir uns mehr darauf verlassen, als wir denken.

Allerdings muss ich auch ehrlich sagen: Ich begreife deine Sorgen nicht. Der Krebs macht uns schließlich nicht plötzlich zu ganz anderen Menschen. Wir sind immer noch dieselben, im Grunde genommen. Sei nicht so verspannt. Tatsächlich ist es so, dass wir uns nach einem Gespräch oft darüber aufregen, wie selten doof unsere eigene Aussage war, obwohl der andere es gar nicht so empfunden hat. Wir neigen dazu, unser Handeln zu dramatisieren, weil wir zu selbstkritisch mit uns sind. Ich weiß, es zeigt nur, dass dir der Kranke etwas bedeutet, jedoch tue dir selbst den Gefallen und mache dich nicht verrückt. Wir sind alle nur Menschen, die Kranken wie die Gesunden. Wir machen Fehler, auch in der Kommunikation. Bleib locker und genieße das Gespräch einfach – das merkt dein Gegenüber dann auch.

EIN KLEINER SONNENSTRAHL :)

Einige Sekunden lang liegt der Blick des kleinen Jungen nachdenklich auf meiner bunten Mütze, die nicht mehr vorhandenen Augenbrauen konzentriert zusammengezogen. Dann wandert sein Fokus hinab, die großen Augen und der leicht geöffnete Mund sprechen von stummer Erkenntnis – und er greift mit seiner Hand beherzt nach meinem gelben Pullover, zieht das Stück Stoff entschlossen zur Seite und enthüllt die weißen Pflaster, die beinahe unschuldig meinen Portkatheter verdecken. Ich kann sehen, wie es in seinem Kopf rattert. „Hast du auch einen Pieks?", fragt er.

Noch völlig überrumpelt von seiner stürmischen Art bitte ich ihn, die Frage zu wiederholen. Etwas verunsichert deutet er auf eines der Pflaster und fragt erneut: „Du – du auch Pieks?" Seine Offenheit lässt mich verdutzt auflachen. Ich beuge mich ein Stückchen hinunter, lehne meinen Kopf zur Seite und lächle ihn an – auch, wenn das durch die Schutzmaske etwas schwer fällt. „Ja, ich habe einen Pieks. Hast du auch einen Pieks?", frage ich. Auf seinem Gesicht erscheint ein triumphierendes Lächeln und stolz zieht er mit seiner zweiten Hand den blauen Pullover hinunter, zeigt mir die kleine Erhebung unter seiner Haut – ein Ebenbild zu meiner. Der Gedanke hat etwas Tröstendes: Trotz aller Unterschiede teilen wir beide eine

Gemeinsamkeit – für die Flüchtigkeit eines Moments fühlt es sich an wie unser kleines Geheimnis.

Das Gesicht des kleinen Jungen verdunkelt sich. Wie eine dicke Regenwolke schieben sich Angst und Sorge über sein Lächeln, als er mit zittriger Stimme fragt: „Tut es weh?" Seine Worte lassen mich hart schlucken. Wie beantwortet man einem Kleinkind so etwas? Er sieht mich prüfend an, taxiert mich geradezu. Von meiner Antwort scheint ehrlich viel abzuhängen.

Ich schüttle tapfer den Kopf und verspreche: „Nein, das tut gar nicht weh." Das süße Lächeln erscheint wieder und ich weiß, er verzeiht mir die Lüge. Denn: Trotz des Altersunterschieds hat dieser niedliche kleine Junge um einiges mehr Erfahrung im Anstechen des Portes als ich. Wir beide wissen, dass es ziemlich schmerzhaft ist, wenn die Ärzte mit einer langen Nadel durch den Oberkörper schnurstracks in den runden Gegenstand pieken, der die rettende Chemotherapie auf direktem Weg zum Herzen leiten soll – ich vermute, er weiß das sogar viel besser als ich.

Während ich mit ihm vor einem riesigen Playmobil-Haus sitze und er mich immer wieder erklären lässt, was genau sich alles in dem winzigen Kühlschrank befindet – Milch, Marmelade, Nudelsuppe und Babybrei; während er begeistert die elektrischen Lampen in allen drei Etagen abwechselnd an- und ausschaltet; während er das kleine Geschirr voller Tatendrang in den Playmobil-Geschirrspüler einräumt, nur um es im Anschluss wieder auszukippen und von Neuem zu beginnen … während all dieser Momente keimt ein Hass in mir empor, steigt wie Säure meine Speiseröhre hinauf und droht, mich zu ersticken.

Wie, frage ich mich, wie kann Gott, das Universum, das Schicksal es guten Gewissens verantworten, diesen kleinen unschuldigen Jungen mit solch einer Krankheit – mit Krebs, verdammt! – zu strafen? Wie kann derjenige, der dafür verantwortlich ist, nachts ruhig schlafen? Müsste das schlechte Gewissen ihn nicht mit einem Biss verschlingen? Wie, um Gottes Willen, kann alle Welt von Gerechtigkeit sprechen, wenn es so viel Leid gibt?

Das bezieht sich auf alle Kinder und Jugendliche, denen ich hier auf der Station begegne. Niemand, wirklich niemand von uns verdient irgendetwas von dem hier. Wir sind doch noch Kinder! Wir hatten noch gar nicht genug Zeit, Fehler zu begehen, für die wir vielleicht bestraft werden könnten! Wir sind verdammt nochmal nur Kinder!

Schlagartig schießen mir diese Gedanken durch den Kopf, als ich mit meinem kleinen neuen Freund Zeit verbringe. Er ahnt nichts von dem Sturm, der gerade in meinem Inneren tobt. Ahnt nichts von der Wut, dem Hass, der gnadenlosen Ungerechtigkeit.

Obwohl … vielleicht stimmt das nicht ganz. Vielleicht merkt er es doch. Denn als ich wirklich kurz davor stehe, zu schreien oder in Tränen auszubrechen – was genau, weiß ich nicht, ich bin da sehr flexibel – da reicht er mir einen orangen Stift für meine Zeichnung, an der ich gerade sitze, grinst mich an und sagt: „Bitteschön." Ich nehme den Stift, drehe ihn kurz in den Händen.

Und es ist sein Lächeln, mehr als alles andere, was mich innehalten lässt. Es spricht von purer Freude; strahlt eine unglaubliche Wärme aus, die den eiskalten Kloß in meinem Hals zumindest zum Antauen zu bringen vermag und ihn somit erträglich macht.

Als ich ihm in die Augen schaue, kommt mir unweigerlich die Sonne in den Sinn, welche wir beide aufgrund unserer empfindlichen Haut meiden müssen. Ich sonne mich einen kurzen Moment in seinem Lichtstrahl, in diesem Hoffnungsschimmer. Den Sturm in mir zur

Raison rufend, lächle ich ihn an, antworte ehrlich: „Dankeschön" – und stecke den Stift wieder zurück, denn Orange ist ja mal sowas von gar nicht die Farbe, die ich gerade brauche.

# DIE SCHÖNHEIT VON NARBEN :)

Sie sind nichts als eine weitere Veränderung in ihrem Leben. Eine schmerzhafte Erinnerung daran, dass nichts wieder so sein wird wie vorher. Ein Makel an ihrem Körper, den ihr der Krebs eingebrockt hat. Leuchtend rot heben sie sich von der hellen Haut ab und ziehen unvermeidlich die Blicke auf sich. Sie ziepen, denn die beiden Operationen liegen noch nicht allzu weit in der Vergangenheit.

Wie jeden Abend steht sie vor dem Spiegel und massiert Babyöl in die gereizten Stellen. Wie immer lindert das den Schmerz ein wenig, kann die Spannung aber nicht gänzlich nehmen. Wie immer arbeitet sie sich chronologisch vor: Erst die Narbe an ihrem Schlüsselbein, wo eine Probe des geschwollenen Lymphknotens entnommen wurde. Das war an einem Mittwoch – da wusste sie noch nicht, dass sie Krebs hatte. Dann die beiden kleineren Narben, die sie erhielt, als ihr der Port eingesetzt wurde. Das geschah am Montag darauf – zu diesem Zeitpunkt war ihr die Tatsache bereits schmerzlich bewusst. Zum Schluss sind die Narben an der Reihe, an denen ihre Haut vor lauter Empfindlichkeit gerissen ist. Sie nennt sie „Chemo-Narben". Wie immer denkt sie über ihren Wunsch nach, eine weitere Narbe würde sich dazugesellen: Die Narbe, wenn der Port entfernt werden darf, weil sie keine Chemotherapie mehr benötigt. Was sehnt sie diesen Tag in ein paar Monaten herbei! Was wünscht sie sich, sie könnte bis zu diesem Tag in die Zukunft reisen!

Doch etwas ist anders als sonst, als sie in dem kleinen Bad steht und gegen die Helligkeit anblinzelt, die von den weißen Fliesen zurückgeworfen wird. Im Spiegel blinkt die Anzeige des Tropfes hinter ihr, der sie sogar bis hierher begleiten muss. Kein Wunder, dass ihr das Bad so eng vorkommt.

Sie grübelt über die Worte ihrer Sporttherapeutin nach. Diese hat ihr heute von ihrem Bruder erzählt, der vor einiger Zeit ebenfalls an Krebs erkrankt war. Aber trotz dieser rührenden Geschichte der Geschwister kreisen ihre Gedanken nur um den einen Satz des Bruders. Es war keiner dieser semi-tröstenden Sprüche, die allesamt behaupten, Narben würden „interessant" machen. Nein. Seine Worte haben sich bereits in ihr Gedächtnis eingebrannt. So schlicht, wie sie erschienen, so machtvoll sind sie auch. Langsam breitet sich ein Lächeln auf ihrem Gesicht aus. Sie glaubt, nun endlich verstanden zu haben, was mit der Schönheit von Narben immer gemeint ist. Der Bruder ihrer Sporttherapeutin hat gesagt:

„Die Narben zeigen, dass ich noch lebe."

Er lag richtig. Sie verschönern einen Körper nicht, weil sie einen attraktiver, interessanter oder erfahrener machen. Nein, sie sprechen von einem Kampf. Einem Krieg, der gewonnen werden wird oder bereits gewonnen wurde. Sie zeichnen einen als Kämpfer, als Sieger aus. Besser als jede Medaille, jeder Pokal, denn sie sind vollkommen dein. Man kann sie nicht verlieren, nicht aberkannt bekommen, nicht fälschen. Sie gehören zu einem. Man trägt sie von nun an immer bei sich, um sich an seine riesigen Leistungen zu erinnern. Du bist nicht nur irgendein Held; du bist dein eigener.

Ihr Lächeln wird breiter. Sie wird ihre Narben mit Stolz tragen, anstatt sie zu verstecken. Sie fühlt tiefe Erfurcht in sich aufsteigen. Sie wird ihre Narben schätzen. Denn tragen sie nicht auch einen Teil zu ihrer Persönlichkeit bei? Haben sie sie nicht zu dem Menschen geformt, der sie jetzt ist? Sie sind ein Teil von ihr. Von ihrem Leben. Von ihrer Geschichte. Weshalb hatte sie sie vor Kurzem noch verleugnen wollen; wäre sie am liebsten wieder losgeworden? Die Narben erzählen von ihren Erlebnissen in einer Sprache, die absolut jeder verstehen kann.

Sie betrachtet sich im Spiegel. „Ja.", denkt sie.

„Auf ihre eigene sonderbare Weise sind Narben wirklich wunderschön."

## STIGMATA UND TOTGESCHWIEGENES
:/

Krebs ist noch heute eines der Tabuthemen schlechthin. In einer Gesellschaft wie der unseren, wo sich ja alle für ach-so-aufgeklärt halten, wissen erschreckend wenig Leute etwas über die Krankheit.

Noch weniger trauen sich, offen darüber zu sprechen, obwohl die Gefahr so real ist. Im Gegenteil: Krebs wird totgeschwiegen, was ihm nur noch mehr Tödlichkeit verleiht. Wie können wir etwas ignorieren, das inzwischen in vielen Fällen rechtzeitig erkannt werden kann? Warum nutzen so viele Menschen nicht ihr Recht, Vorsorgetermine in Anspruch zu nehmen? Aus genau einem Grund: Angst. Pure Angst davor, bei der Untersuchung könnte etwas gefunden werden. Deshalb spricht auch niemand darüber. Alles läuft klar unter dem Motto: Kann ich dich nicht sehen, siehst du mich auch nicht. Dieses Versteckspiel-Denken beweist aber nur eines: Die Behauptung, wir wären aufgeklärt, ist mehr als fraglich.

Doch diese großflächige Ignoranz führt dazu, dass sich die Krebskranken stigmatisiert fühlen. Eine Mütze oder ein kahler Kopf werden gemieden, als seien die bösartigen Tumore hochgradig ansteckend. In Wahrheit wollen andere bloß nichts vom Leid der Kranken wissen. Sie wollen in ihrer heilen Welt bleiben, ohne dass jemand diese ins Wanken bringt. Wer könnte es ihnen verübeln?

Schließlich gehörte ein nicht geringer Teil der Krebspatienten, bevor sie ihre Diagnose erhielten, selbst zu ihnen.

Somit entsteht also eine Teilung innerhalb der Gesellschaft. Es gibt zwei Luftblasen, die durch eine schmale Brücke miteinander verbunden sind: Die der Gesunden, die sich friedlich in ihrem Unwissen üben, und die der Kranken und ehemalig Erkrankten. Jene wissen von dem Schmerz, denn er war oder ist Teil ihrer Geschichte. Beide Blasen sind durchsichtig; ihre Bewohner können sich gegenseitig sehen. Ob sie es auch wirklich tun, ist eine andere Geschichte. Die Brücke zu überschreiten, ist schwer. Die einen fürchten sich vor der Grausamkeit der Wirklichkeit, die anderen sind verunsichert, ob sie sich mit ihrem jetzigen Wissen in der ihnen einst so bekannten Welt zurechtfinden.

Trotzdem ist die Brücke stets gut gefüllt mit Menschen. Es sind die Familien und Freunde der Krebspatienten, die auch noch ein anderes Leben führen – außerhalb der Realitäts-Luftblase. Sie pendeln zwischen beiden Welten hin und her, sind Gast in der einen sowie in der anderen Wirklichkeit. Sie sehen den Schrecken, spüren das Leid, ohne es selbst zu empfinden, und müssen sich Tag für Tag mit dem kaum vorhandenen Wissen der Menschen herumschlagen. Eigentlich ist das ziemlich unfair: Man muss entweder selbst gegen den Krebs ankämpfen oder aber dabei zusehen – und als Belohnung erhält man dämliche Fragen und versteckte Vorwürfe. „Warst du denn nie bei der Vorsorge?" ist da dann noch einer der harmloseren Sätze, die einfach völlig unpassend und verletzend sind.

Krebs ist eine Krankheit. Er sollte kein Thema sein, über das niemand sprechen will. Die harte Realität sieht nun einmal anders aus: Es kann jeden treffen. Absolut JEDEN. Also lasst uns darüber sprechen, Leute. Machen wir gemeinsam den ersten Schritt, um die Gesellschaft zu verändern. Und dann den zweiten. Und den dritten. Und alle weiteren, die nötig sind. Aus den kleinsten, kümmerlich wirkenden Puzzleteilen kann ein wunderschönes Bild entstehen – ein Meisterwerk aus Interesse und Mitgefühl. Sprechen wir über unsere Ängste und Erfahrungen. Es wird beiden Seiten helfen. Es wird die Schlucht zwischen unseren Gruppierungen verkleinern. Es wird die Brücke vergrößern und stabilisieren, damit es mehr Reisende geben kann. Vielleicht wird aus zwei Blasen irgendwann eine.

Geht zu Vorsorgeterminen. Kontrolliert euren Körper selbst. Macht andere auf diese Wichtigkeiten aufmerksam. So könnt ihr Menschenleben retten.

## AN MEINE KLEINE SCHWESTER :)

Du bist die stärkste Person, die ich kenne.

Das meine ich vollkommen ernst. Nicht Mama, nicht Papa, keine berühmte Persönlichkeit. Nein, du bist es. Und es tut mir so unendlich leid, dass du stark sein musst – denn so liegen die Dinge nun mal. Du hast im Gegensatz zu vielen anderen gar keine Wahl. Meine Freunde, Schulkameraden – sie alle können sich aussuchen, wie viel sie über meine Krankheit wissen wollen. Sie können entscheiden, ob sie mich sehen wollen und wie weit sie sich auf meine Situation einlassen – einfach, indem sie entweder den Kontakt halten oder nicht.

Dir wird diese Möglichkeit nicht gewährt. Du hast keine Wahl. Du kannst dich nicht umdrehen, die Augen verschließen und wegsehen. Du kannst nicht sagen: „Mir reicht's, ich haue ab" oder „Nein danke, keine Details über das Kotzen", denn du erlebst alles hautnah mit. Du siehst, wie schwach ich bin, wie schlecht es mir geht. Du musst meine Wut, meine Tränen, meine Verzweiflung spüren. Und ich sehe deine Blicke – ich weiß, wie sehr dich das schockiert.

Ich wünschte, ich könnte all das vor dir verstecken; wünschte, ich könnte dir nur die guten Momente zeigen, wie ich es mit meinen Schulkameraden mache; wünschte, ich könnte dir deine starke große

Schwester wiedergeben, die dich vor allem und jedem beschützen will. Aber ich versage in all diesen Punkten, denn ich bringe nicht die nötige Kraft dafür auf. Du kennst mich zu gut, als dass ich dir etwas vorspielen, dich gar täuschen könnte – und zu intelligent bist du auch. Du würdest es mir eh nicht abkaufen. Es bricht mir das Herz, dass ich dich so im Stich lasse – als große Schwester wäre es meine Aufgabe, die Starke von uns zu sein. Nun musst du das an meiner Stelle machen – und das mit gerade mal 12 Jahren.

Apropos 12 ... entschuldige bitte, dass ich an deinem Geburtstag nicht bei dir sein kann. Es nagt an mir, weißt du ... das ist das allererste Mal, dass du an deinem großen Tag nicht bei mir im Zimmer schläfst. Das erste Mal, dass ich dich nicht umarmen und knuddeln und drücken kann.

Es tut mir leid, dass du mit einem Mal so erwachsen und vernünftig sein musst. Mit 12 Jahren solltest du an Freunde, Spiele und vielleicht an Schule denken – stattdessen wirst du nun mit Krankheit, Lebensgefahr und Krebs konfrontiert. Ich würde alles geben, um dir die Angst um mich zu ersparen – und gleichzeitig bin ich unendlich dankbar dafür, dass es „nur" mich erwischt hat und nicht dich. Wären unsere Situationen vertauscht – ich könnte das nicht. Ich würde durchdrehen.

Trotzdem scheinst du wie so oft anderer Meinung zu sein. Isla – ich bin nicht diejenige, die ihre große Schwester tagtäglich ohne Haare sehen muss. Als du mich zum ersten Mal ohne Mütze gesehen hast und in Tränen ausgebrochen bist – ich mache mir solche Vorwürfe, weil ich dir so viel Schmerz bereite. Ich weiß, der Anblick hat dir Angst gemacht. Doch nach einigen wenigen Tagen hast du dich bereits getraut, über meine stopplige Kopfhaut zu fahren und zu lachen, weil es sich witzig angefühlt hat! Du kannst dir nicht vorstellen, wie unendlich viel mir dieser Moment bedeutet. Wie viel Kraft er mir gibt.

Wie unglaublich mutig das von dir war. Danke für alles, Isla. Du bist so unfassbar stark. Du musst Tag für Tag aus unserer kranken Welt in die normale Welt voller Hausaufgaben, Tests und Co. springen. Ich habe keine Ahnung, wie du das schaffst, aber du tust es und ich bewundere dich sehr dafür. Du gibst mir einen großen Teil meiner Kraft – es ist beinahe so, wie du gesagt hast: Ich docke mich wie bei einer Tankstelle bei dir an und klaue dir etwas von deiner Energie – da du ein kleiner Wirbelwind mit einem gewaltigen Überschuss davon bist, hoffe ich, dass das okay für dich ist.

Ich könnte dir jetzt viele Versprechungen machen, aber genau da liegt das Problem: Durch meine Krankheit hast du viel zu früh den Unterschied lernen müssen zwischen Versprechen, die man halten kann, und solchen, bei denen man es nicht kann. Du würdest es bemerken, du hast durch meinen Krebs viel zu schnell verstehen lernen müssen. Darum lass mich dir ein Versprechen geben, von dem ich einhundertprozentig weiß, dass es immer und überall gelten wird: Du bist die beste kleine Schwester auf der ganzen weiten Welt. Vergiss nie: Ich liebe dich bis zum Ende des Universums und wieder zurück und das Ganze mal unendlich.

## WAHRE FREUNDE :)

„In guten wie in schlechten Zeiten."

Den Spruch kennst du sicher, oder? Auffällig nur, dass er grundsätzlich bei Hochzeiten zum Einsatz kommt. Dabei trifft er doch auf Freundschaften mindestens genauso gut zu! Vielleicht liegt es daran, dass wahre Freunde sich so etwas nicht zu schwören brauchen – es ist einfach selbstverständlich. In dieser Hinsicht ist Krebs ein unglaublich ehrlicher Wegweiser: Ihre Reaktionen zeigen uns, ob sie wirkliche Freunde sind. Manchmal stellen sich sogar die Menschen, von denen man es eher weniger erwartet hätte, als deine besten Soldaten im Krieg gegen den Krebs heraus. Die Reaktionen können sehr unterschiedlich ausfallen, doch im Grunde sind sie nicht schwer zu lesen. Die eine Person startet mit dir eine Brieffreundschaft, eine andere kümmert sich um deine Schulsachen oder überhäuft dich mit liebevollen kleinen Geschenken. Einer telefoniert alle paar Wochen stundenlang mit dir, um dich – den Tratsch betreffend – auf dem neuesten Stand zu halten, der nächste sorgt sich um deine Gesundheit, wie nicht einmal Ärzte es können. Ja, diese Beispiele sind sehr spezifisch und ja, du hast mich durchschaut: Es sind die Wege, auf die meine Freunde mir geholfen haben. Wenn ihr das hier lest, Leute: Einmal Standing Ovations für euch!

Aber bitte räume deinen Freunden eine Verarbeitungszeit ein. Sie haben dich immerhin gern und sorgen sich um dich. Ich habe es zu Anfang nicht getan; war sauer auf jeden, der mit meiner Krankheit nicht so umgehen konnte wie gewünscht. Dabei wusste ich nicht einmal, wie meine Freunde meiner Meinung nach reagieren sollten! Im Nachhinein bereue ich das sehr. Es gibt nun mal verschiedene Arten, mit solch einer erschreckenden Nachricht fertig zu werden, und es dauert auch unterschiedlich lange. Stelle dir vor, es wäre anders herum: Könntest du es sofort akzeptieren? Gib ihnen die Zeit herauszufinden, welcher Weg der ihre ist. Denn dann können sie sich auch um dich kümmern.

Wo wir nun über wahre Freunde gesprochen haben, bleibt noch eine Frage zu klären: Wie erkennen wir die falschen Freunde? Hättest du von einer Person mehr erwartet, weil ihr deiner Meinung nach befreundet seid? Zuerst einmal ist das kein Gefühl, für das man sich zu schämen braucht – glaub mir, es ging mir genau gleich! Außerdem müssen wir da noch einmal differenzieren. Entweder ist derjenige sich nicht sicher, ob ihr euch nah genug steht und wie er mit dir umgehen soll. Oder aber die Person ist einfach ein falscher Freund: Sobald es brenzlig wird, ist sie weg. Diese beiden Möglichkeiten sind schon etwas schwieriger zu unterscheiden. Ich denke, es kommt vor allem auf dein Bauchgefühl an. Aber da sich das manchmal etwas schwierig gestaltet, gibt es auch einen kleinen Trick, den ich dir nun verraten möchte: Frag, ob ihr beide mal telefonieren wollt. Wenn er oder sie keine Zeit hat, kein Problem – das kann natürlich immer sein. Aber versuche es nochmal. Und dann nochmal. Wenn du immer und immer wieder vertröstet wirst, ist das ein Hinweis auf Variante zwei.

Doch was tun wir nun mit diesem Wissen? Nun, zum einen kannst du dich langsam von diesen Menschen distanzieren, wenn du das möchtest. Zum anderen ist Wissen Macht. Du hast die Kontrolle darüber, was du diesen Menschen über dich erzählst – stimme das einfach immer mit dem Gedanken ab, dass du dich nicht zu einhundert Prozent auf sie verlassen kannst.

Aber eigentlich ist es nur Energieverschwendung, lange darüber nachzugrübeln. Du hast kaum Zeit für so etwas, schließlich musst du dich darauf konzentrieren, gesund zu werden. Sieh dieses Wissen schlicht als interessante Information für den Zeitpunkt, an dem du wieder gesund sein wirst. Genieße deine Zeit lieber mit deinen richtigen Freunden. Mit denjenigen, die dich unterstützen, komme was wolle. Du solltest sie wirklich schätzen, denn es gibt nicht viele von ihrer Sorte.

Ich kann von Glück reden, so viele unglaubliche Menschen in meinem Leben zu haben, auf die ich mich voll und ganz verlassen kann – in guten wie in schlechten Zeiten.

## ABRECHNUNG MIT DEM SCHICKSAL :(

Jetzt mal ganz ehrlich: Ist das alles hier dein verdammter Ernst gerade? Was ist dein Problem? Findest du die ganze Scheiße, die du hier abziehst, vielleicht witzig?

Ich glaube, ich brauche dir nicht zu erklären, was genau in der Welt alles gerade schief läuft. Selbst eine Schnarchnase wie du sollte langsam gerafft haben, dass beispielsweise die Situation mit dem Corona-Virus nicht mehr lustig ist.

Trotzdem scheinst du dir 2020 als das Jahr ausgesucht zu haben, in dem einfach alles schief läuft. Mal unter uns: Ist irgendetwas passiert? Ich kann mir dein Verhalten nämlich nur so erklären, dass du extrem schlechte Laune haben musst und sie an uns auslässt – aber wenn ja, dann hör gefälligst auf damit! Wir können nichts dafür, dass es dir schlecht geht! Dann rede doch lieber mit uns – gemeinsam können wir sicher eine Lösung finden, die NICHT darin besteht, der gesamten Menschheit das Leben zur Hölle zu machen.

Du schweigst dich aus? Nun gut. Dann lass mich dir erzählen, was genau du mir in diesem Jahr so alles angetan hast – vielleicht wachst du ja dann auf und kommst wieder zur Vernunft!

Ich für meinen Teil kann nämlich definitiv behaupten, dass du dir ziemlich viele Freiheiten herausgenommen hast dieses Jahr. Beginnen wir mit dem Corona-Lockdown. Du weißt ganz genau, wie gerne ich zur Schule gehe – zack, drei Monate lang sperrst du mich zu Hause ein! Damit alleine könnte ich ja klar kommen, schließlich ging es nicht nur mir so, sondern uns allen.

Aber dann, gerade als die Regelungen etwas gelockert werden und das normale Leben zumindest teilweise wieder ins Rollen kommt – da holst du mit einem großen Hammer aus und entreißt uns von einem Tag auf den anderen unser kleines Kaninchen Bella. Auch, wenn sie für dich vielleicht nur ein Tier war – für unsere Familie war sie ein vollwertiges Familienmitglied und ihr Verlust schmerzt ungemein.

Tatsächlich hast du mir dann, gütig wie du bist, vier Wochen halbwegs normalen Schulunterricht gewährt. Vier Wochen, in denen meine Sorgen in Größenordnungen wie Tests, Klassenarbeiten und bevorstehenden Präsentationsleistungen lagen. Und vielleicht habe ich diese Zeit in der Schule zu sehr genossen – vielleicht aber auch nicht genug, wer weiß?

Vielleicht hast du mich aber auch einfach auf den Kieker genommen, denn ganz offensichtlich hattest du die absolut großartige Idee, mich diesen blöden Lymphknoten entdecken zu lassen. Ich hoffe, du merkst inzwischen an meinem Ton, dass ich mich ziemlich verarscht von dir fühle. Ich meine, dein Ernst? Krebs? Könntest du mir mal verraten, was zum Teufel das bitte soll?!?

Man könnte ja unter Umständen erwarten, dass eine Entschuldigung oder zumindest eine Erklärung angebracht wäre. Ich meine: Warum ich? Was habe ich getan, damit ich Krebs verdiene? Aber nein: Du bleibst stumm wie ein Fisch.

Ich habe wirklich, wirklich versucht, Verständnis für dich aufzubringen. Habe es mir so erklärt, dass das alles Teil deines großen Plans ist; dass ich diese ganzen Strapazen nur durchmachen muss, damit ich daran wachsen und so die Welt später retten kann. Ich habe mir wirklich Mühe gegeben, dich vor mir selbst zu verteidigen.

Aber weißt du was? Es reicht. Ich bin mit meinem Latein am Ende. Was du jetzt gerade abziehst, bringt das Fass zum Überlaufen. Dass du uns nun auch noch meine Oma nimmst, ist das Allerletzte und ich weiß nicht, ob ich dir je verzeihen kann. Ich begreife dich nicht. In welcher verqueren Welt könnte es in deinen Augen eine gute Idee sein, so einen unglaublich lieben Menschen einfach aus dem Leben zu reißen? Ich weiß nicht, was du dir dabei gedacht hast, aber du hast sie uns einfach genommen. Sie ist weg; wird nie wieder mit uns lachen oder feiern oder Eis essen können. Wo bleibt da die Gerechtigkeit? Hast du kein schlechtes Gewissen? Oder ist das vielleicht deine kranke Art von Humor? Findest du es vielleicht amüsant, eine Krebskranke auf eine Beerdigung gehen zu lassen?

Ich strenge mich wirklich an, dich nicht zu hassen. Schließlich habe ich dir auch viel Gutes zu verdanken und ich hoffe natürlich, dass sich dein Verhalten bessert. Aber im Moment machst du es mir verdammt schwer. Ich bin einfach nur wütend und enttäuscht von dir.

Wirklich? Ich schütte dir hier mein Herz aus und du siehst immer noch nicht ein, dass es dringend an der Zeit wäre, einfach IRGENDETWAS zu sagen? Okay, entweder bist du unglaublich stur und uneinsichtig, oder aber einfach nur feige. Na schön! Dann halt nicht! Du hattest deine Chance. Aber wenn du lieber ein Pantomime sein möchtest, bitte!

Oh Mann, ich hoffe nur, du kannst mit Kritik gut umgehen und spielst nicht die beleidigte Leberwurst. Das könnte sonst unter Umständen böse ausgehen für mich ...

# VON KÄLTE, ÜBELKEIT UND SCHMERZ
:(

Ich hasse sie alle.

Und damit herzlich willkommen zu „Von Kälte, Übelkeit und Schmerz", der weltweit einzigen Talkshow, in der Betroffene offen und ehrlich über allerlei Nebenwirkungen reden können, ohne sich vor sich selbst schämen zu müssen! Heute zu Gast: Ich, die Krebskranke! Applaus!

Lieber Leser, bitte entschuldige meinen Zynismus, doch mein Wohlbefinden hat soeben einen nie dagewesenen Tiefpunkt erreicht und mein Gehirn hat kurzerhand entschlossen, dass dies die beste Möglichkeit ist, damit umzugehen – wenn dieser Umstand auch einige Fragen über die verbleibenden Alternativen aufwirft.

Wie anhand des einleitenden Satzes erkennbar ist, leistet mein Gemütszustand meinem Wohlbefinden im Keller Gesellschaft – sie lassen mich alleine und einsam in meinem Bett zurück, über die Frage grübelnd, was genau die beiden da unten eigentlich vorhaben. Bevor ich zu einer Antwort gelangen kann, meldet sich jedoch die Übelkeit zu Wort und unterbricht kurzzeitig meine Gedankengänge, denn …

So, okay, bin wieder da. Nur zur Info, trotz des Spuckens ist mir immer noch schlecht, aber hey, sieh es positiv! Leider will mir nur nicht einfallen, was genau an der ganzen Situation positiv sein soll.

Achtung, hier eine kleine Warnung: Die folgenden Worte könnten unter Umständen Selbstmitleid beinhalten und auf den Leser wie Jammern wirken!

Ich will nicht mehr. Ich kann nicht mehr. Überleg mal bitte: Ich bin noch nicht einmal aufgestanden – wie soll ich bitte den ganzen verdammten Tag überstehen? Mir ist kalt, mir ist kotzübel und ich möchte mich nur noch zusammenrollen und weinen. Ach, stimmt ja! Das geht sowieso nicht, denn ich habe das Gefühl, mein ganzer Körper sei mit blauen Flecken übersät. Meine Knochen und vor allem mein Rücken schmerzen und ich habe überall Muskelkater. Dazu kommt dieses Engegefühl in der Brust, was mich denken lässt, ich würde ersticken …

Ob dieser unglaublich aufmunternden Aufzählung ist es wohl kaum verwunderlich, dass ich meinen Kopf kraftlos auf das Kissen sinken lasse und ein wenig vor mich hin weine. Die Frage „Womit habe ich das verdient?" schwillt in meinem Kopf wieder an, wird größer und größer, dreht sich unaufhörlich und bereitet mir nun auch noch Kopfschmerzen – als ob ich nicht schon genug auf meiner „Liste der Qualen" aufzuweisen hätte.

Zu allem Überfluss kommen nun auch noch meine Eltern in mein Zimmer und versuchen, mich dazu zu bringen, aufzustehen. Was für mich in diesem Moment völlig unverständlich und geradezu grausam ist, ist in Wirklichkeit extrem wichtig und von den Ärzten ausdrücklich vorgeschrieben. Unter allen Umständen muss ich aus dem Bett raus und mich bewegen! Ich weiß, wie schwer es meinen Eltern fällt, mich anzumeckern, wo ich doch krank bin – doch jetzt gerade bin ich einfach nur wütend auf sie. Auf sie, auf die Ärzte, auf die Chemotherapie, auf das Schicksal und auf den Krebs sowieso. Sollen sie mich doch in Ruhe lassen! Ich bin es, der es so abgrundtief scheiße geht, nicht sie! Ist es nicht meine Entscheidung, ob ich den ganzen Tag über in Selbstmitleid schwelgen will?

Nun, das schon, aber als ich in die traurigen Gesichter meiner Eltern blicke, wird mir bewusst, dass ich nicht die Einzige bin, die unter den

Konsequenzen leiden wird. Es tut meinen Eltern unfassbar weh, zu sehen, wie die Chemotherapie meinen Körper angreift – und je mehr ich hier herumliege und mich im Selbstmitleid suhle, desto schwächer werde ich.

Es ist dieser Gedanke, der mich trotz Übelkeit und Schmerz aufstehen lässt. Ich kämpfe in diesem Moment nicht für mich. Ich tue es für meine Familie.

Beschweren tue ich mich, wie es sich für einen aufsässigen Teenager gehört, natürlich trotzdem. Aber nur über die eisige Kälte, die mich aufgrund des Blutmangels überallhin begleitet – den Rest denken sie sich mit mitleiderfüllten, hilflosen, aber auch stolzen Blicken schon selber.

## ZOMBIEAPOKALYPSE AHOI! :)

Tropf. Tropf. Tropf.

Seit geschlagenen zehn Minuten schon starre ich mit leerem Blick auf das Schauspiel, das das Vincistrin mir bietet, während es nach und nach durch einen langen Tropf zu meinem Herzen geleitet und von da aus im ganzen Körper verteilt wird. Irgendwie hatte ich mir das Ganze immer etwas ... spektakulärer vorgestellt. Abgesehen vom Namen der Chemotherapie deutet nichts, rein gar nichts auf die Wichtigkeit, die Notwendigkeit des Stoffes hin. Im Gegenteil: So, wie der durchsichtige Infusionsbeutel da vor sich hin baumelt, könnte man ihn fast als unscheinbar bezeichnen. Es erscheint irgendwie lächerlich, dass eine bestimmte Kombination von genau solchen Gebräuen den Krebs in mir besiegen und mir das Leben retten soll.

Aber andererseits? Vielleicht entsteht die Banalität der Situation gar nicht in der Realität, sondern nur in meinem armen, geschundenen, momentan beeinträchtigten Kopf.

So langsam bemerke ich nämlich, wie sich eine Wand aus Nebel vor mein Gehirn schiebt und klares Denken unmöglich macht. Meine Augen fixieren auch weiterhin „Kraki", an dem das Vincistrin befestigt ist, aber es fällt ihnen immer schwerer, offen zu bleiben und ihren Dienst zu verrichten.

Der Unterschied könnte immenser nicht sein: Heute morgen, ja sogar vor ein paar Stunden noch, konnte ich putzmunter an einer Aufgabe für meine Englisch-Note arbeiten, und jetzt erscheint eine Aufgabe wie 1+1 fast wie eine Herausforderung. Es ist schrecklich. Mein ganzes Leben lang hatte ich immer Vertrauen in meinen Kopf; konnte mich stets auf ihn verlassen; habe mir arroganterweise so einiges auf seine Leistungen eingebildet – und nun? Tja. Futsch. Alles futsch. Die Gedanken, die mir nun durch den Kopf … ähm … kriechen, kann man getrost in einem hohen Bogen in den Mülleimer pfeffern.

Zum Glück weiß ich inzwischen, dass diese eklige Gefühl – das Gefühl, den Synapsen im Hirn beim Übermitteln von Informationen zusehen zu können – nur vorübergehend ist. Würde die Wirkung nicht nach einigen Tagen vollständig verfliegen und mein Denkprozess die Geschwindigkeit einer Schnecke behalten, ich würde heulen. So weiß ich, dass mein Zustand als Zombie nur von relativ kurzer Dauer ist. Schön ist es trotzdem nicht, in meinem Krankenbett zu hocken und einen sabbernden, gehirnfressenden, dummen Untoten zu mimen – mit dem Unterschied halt, dass ich nicht sabbere.

Ich seufze, als ich bemerke, dass aus den zehn Minuten Chemo anstarren schon zwanzig geworden sind. Ein Gutes hat das Ganze ja wenigstens: Sollte wirklich spontan eine Zombieapokalypse vom Zaun brechen, werden sie an mir wohl kaum Interesse zeigen – verwertbar ist der Brei in meinem Kopf gerade nicht wirklich. Und selbst wenn er doch noch Appetit in ihnen auslösen sollte … naja, dann tarne ich mich halt und mische mich unters Zombie-Volk. Bei meinen jetzigen Hirnkapazitäten wohl eine meiner leichtesten Übungen.

Tja, was die Chemotherapie so mit einem Kopf anrichten kann. Jetzt rechne ich mir schon meine Überlebenschancen in einer Zombieapokalypse aus. Spätestens, wenn ich anfange, Leuten das Gehirn auszusaugen, hält mich bitte jemand auf, ja?

## NACHRICHTEN VOM PET-CT :)

Das Bild hat sich für immer in mein Gedächtnis eingebrannt. Es ist das Bild, was meine Welt zum Einsturz bringt. Es ist das Bild, welches beweist, dass ich Hilfe brauche. Ich sollte mich nicht davor fürchten, schließlich konnte ich die lebensrettende Chemotherapie nur dadurch erhalten, aber ... ein kurzer Blick genügt und mir wird schlecht.

Das PET-CT ist dafür gedacht, Tumorzellen anzuzeigen, indem dem Patienten – mir, verdammt – radioaktiver Zucker gespritzt wird, der von den Zellen aufgenommen wird. Die Radioaktivität ist hierbei nicht gefährlich, was sie zum Vorschein bringt dagegen schon. Tja, dreimal darfst du raten, was auf meinem Bild erschienen ist, als eine Computer-Tomographie meines Körpers erstellt wurde!

Die schwarzen Schatten verteilen sich im Brustbereich bis zum Hals auf meinem sonst in hellgrau dargestellten Oberkörper. Diagonal reichen sie vom rechten Schlüsselbein bis direkt über das Herz. Der größte Lymphknoten ist laut Maßstab etwa fünf Zentimeter groß, direkt neben der Wirbelsäule; der kleinste misst keine zwei Zentimeter. Während sie im Brustraum eher vereinzelt auftreten, sieht man am Schüsselbein geradezu eine Ansammlung kleiner, schwarzer Flecken. Wenn ich mich nicht verzähle, sind es ungefähr 17 befallene

Lymphome – es könnten aber auch mehr sein, die Bildqualität gibt das nicht genau her.

Während ich diese Worte schreibe – fast, als würde ich eine Bildanalyse im Englischunterricht schreiben – tasten meine Finger nach Schlüsselbein, nach Herz, nach der Haut zwischen diesen Abgrenzungen. Vergleichen die Stellen, an denen sich der Krebs befand. Die Betonung liegt hierbei bitte auf „befand", denn – ich drehe das Blatt herum – es existiert inzwischen ein weiteres Bild. Eines, dass sich hoffentlich mit der Zeit über das Eingebrannte legen wird. Eines, dass Hoffnung, Zuversicht und Kraft bedeutet. Eines, dass mich regelrecht frohlocken lässt, denn: Es ist weg. Alles ist weg.

Der Körper sieht beinahe leer aus in dem hellen Grau, welches an die Stelle der dunkel gezeigten Lymphome getreten ist – im positiven Sinne. Der Krebs ist verschwunden, zerfallen, gestorben. Mir egal, such dir ein Wort aus! Ich bin so glücklich und befreit wie seit Monaten nicht mehr. Seit zwei Monaten, um genau zu sein – so lange ist das PET-CT schon her und so lange hat die Chemotherapie gebraucht, den Krebs zu besiegen. Mir fällt eine riesige Last von den Schultern, von meinem Herzen. Die Chemotherapie funktioniert – sie schlägt an! Das PET-CT wirkt in diesem Moment wie ein Versprechen. Ich werde überleben. Ich werde gesund werden. Ich werde eine Zukunft haben!

Ich fühle förmlich, wie ich strahle – und zwar vor Kraft, nicht wegen des radioaktiven Zuckers in mir. Ich kann gar nicht aufhören, zu grinsen, da das für mich außerdem bedeutet: Es ist keine Bestrahlung notwendig. Zwei Monate Behandlung weniger als gedacht! Ich boxe mit meinen Fäusten hoch in die Luft, umarme die Betreuerin, mit der ich bis eben Karten gespielt hatte, und frage gefühlt hunderte Male nach, ob ich alles auch tatsächlich richtig verstanden habe. Das habe ich: Keine Bestrahlung, keine Tumore. Nur noch zwei Monate Chemo zur Sicherheit. Oh, ich könnte ausflippen vor Erleichterung und Glück!

Schnell rufe ich meine Familie an. „Leute", beginne ich, „ich habe tolle Nachrichten vom PET-CT!!!"

## DAS GRAUEN EINER KINDER-KREBS-STATION :(

Allein schon das Wort sollte nicht existieren dürfen. Existieren müssen. Niemand auf dieser Welt sollte die Wörter „Krebs" und „Kind" in Verbindung miteinander bringen, geschweige denn sie verstehen. Wäre die Welt in Ordnung, würden Kinder nicht an Krebs erkranken können – es wäre schlichtweg nicht möglich. Kein Kind würde aus Angst vor den Tumoren um sein Leben bangen müssen. Sie bräuchten keine Chemotherapie, keine Bestrahlung, keine Operationen. Sie dürften mit ihren Freunden spielen, anstatt ihre Nächte im dunklen Krankenhaus zu verbringen. Im Krankenhaus, wo die Monster nur darauf warten, sie zu verschlingen! Kinder würden mit Liebe, Freude und Glück aufwachsen, sich nicht mit Haarausfall, Übelkeit und Schlimmeren auseinandersetzen. Perfekt wäre die Welt, wenn auch Erwachsene keinen Krebs bekommen könnten – aber der Wunsch ist ziemlich hochgegriffen, also würde mir ein „in Ordnung" schon reichen. Tja, unsere Erde ist nichts von beidem.

Tatsächlich habe ich es anfangs irgendwie geschafft, die Grausamkeit des Universums zu verdrängen. War ich zu viel mit mir selbst beschäftigt? Hatte ich nur Augen für mich und mein Leid? Oder lag es nur an der Tatsache, dass ich zu Beginn sehr geschwächt und somit nicht auf dem Flur war und dadurch kaum andere Kranke sah?

Mir kam nie der Gedanke in den Sinn, dass die Kinder und Jugendlichen, denen ich begegnete, sterben könnten. Also so richtig. Faktisch war mir das glasklar, aber wirklich glauben konnte ich es nicht. Doch nicht auf MEINER Station, das war ja absurd. Gerade eben waren sie ja noch an mir vorbeigelaufen! Etwas schlapp zwar, ansonsten aber quicklebendig! Der Tod scheint immer unmöglich – bis er dann eintritt. Dann erkennt man, dass er bloß unvorstellbar war. Oh, wie naiv ich doch gewesen bin. Wie ich mich von der Heiterkeit der Ärzte, dem Lächeln der Schwestern, meinen eigenen – sehr guten – Heilungschancen blenden ließ!

Das Schicksal spielt unfair. Teuflisch, geradezu. Da entscheidet es sich, dir das Leben zu schenken – und entreißt es dir wieder, bevor du es auch nur ansatzweise genießen kannst. Ich weiß nicht einmal, welche der Optionen besser ist: Noch so jung zu sein, dass man die widerfahrende Ungerechtigkeit nicht begreifen und dadurch der Möglichkeit beraubt wird, wütend zu sein? Oder alt genug, um zu verstehen, und von der Verzweiflung aufgefressen zu werden?

Obwohl es nicht zwangsläufig so kommen muss. Ich habe ein Mädchen kennengelernt, für dessen Krebsart es keine Heilung gibt. Ist das nicht verrückt? Wir leben im 21. Jahrhundert und einige Formen schlagen der Medizin immer noch ein Schnippchen. Sie sagte mir ins Gesicht, dass sie sich damit abgefunden hätte, dass sie bald sterben würde – und sie lächelte dabei. Ich schaue unglaublich zu ihr auf: Ihre Freundlichkeit, ihr Lebenswille und ihr purer Kampfgeist beeindrucken mich mehr, als jeder Stephen Hawking es jemals könnte (und wer mich kennt, weiß, wie sehr ich seine Bücher liebe). Der Tatsache zum Trotz, dass es ihr so schlecht ergeht, brachte sie mir einiges über unsere Station und vor allem über das Leben bei – einfach mit ihrer bloßen Existenz. Die Unfairness ihr gegenüber bringt mich jedes Mal zum Weinen, bestärkt mich aber auch in dem Wunsch, etwas aus meinem Leben zu machen. Schließlich gibt es Menschen wie sie, denen nicht einmal eine Zukunft gewährt wird – völlig egal, wie diese aussehen würde.

Ein weiteres Mal begegnete mir die Bosheit des Schicksals rein zufällig. Man könnte fast sagen, ich befand mich zur falschen Zeit am falschen Ort. Es war Tag drei des dritten Chemoblocks. Ich erinnere mich noch so genau daran, weil ich zwei Tage zuvor die Ergebnisse des PET-CTs erhalten hatte und infolgedessen relativ aufgekratzt war. Das Gefühl von Erleichterung und Motivation sollte mir aber schon bald wieder entrissen werden: In Form einer Krankenschwester, die vor meinen Augen eine für mich anfangs unverständliche Information weitergibt. Bis ich die ganze Wucht der Trauer in ihnen erkenne und begreife: Sie reden über ein Kind. Ich kenne es nicht; das ändert aber nichts an der Tragik. Der Tragik, dass die Ärzte es nach Hause schicken: Sie können nichts mehr für den Kleinen tun. Es gibt keine Hoffnung mehr. Sie haben aufgegeben. Ich beobachte, wie sich die Station auf das Gespräch mit den Eltern vorbereitet, und kann es nicht fassen. Wie kann ein Tag, der für mich solch eine Freude bedeutet – schließlich darf ich erstmal wieder nach Hause – der schrecklichste Tag im Leben eines anderen sein? Mich entlassen sie, damit ich mich zu Hause erholen kann. Das andere Kind schicken sie nach Hause. Zum Sterben.

Ich kenne das Alter des Kleinen nicht, aber die Worte der Schwester lassen nicht viel Spielraum. Jung. Sehr, sehr jung. Definitiv zu jung für alles, was er bisher erleben musste. Noch erleben muss, bevor … bevor dann alles endet, auf die grausamste Weise von allen. Ich glaube, es fiel mir noch nie in meinem Leben so schwer, meine Tränen zu unterdrücken. Das wäre vor dem Krankenhauspersonal nicht angebracht, schließlich habe ich ihn nie gesehen – sie schon. Die Taubheit, die mich bei meiner Diagnose befiel, tut mir nun nicht den Gefallen, mich wieder zu übermannen. Ich werde erschlagen von Gefühlen. Mein Brustkorb steht kurz vor dem Platzen. Am liebsten würde ich schreien, schluchzen, Wände zertrümmern – wie müssen sich die Eltern dann erst fühlen? Ich würde dem Kleinen so gerne helfen. Ich bin machtlos. Also sinke ich in meinem Stuhl zurück und starre auf meine Spielkarten – denn im Grunde genommen beten wir alle doch nur, dass es uns und unseren Liebsten nicht genauso ergeht.

# WIE GEHT ES DIR? :)

Sei ehrlich. Wie oft hast du diese Frage in der letzten Zeit gehört? Wie viele Male hast du mit „Gut" geantwortet? Doch das Wichtigste: Wie oft entsprach deine Erwiderung auch der Wahrheit? Wenn du auf diese letzte Frage mit „Meistens" oder sogar „Immer" antworten kannst, meinen Glückwunsch! Ich bin wirklich beeindruckt von dir. Aber wenn du jetzt stutzen und überlegen musstest und dir letztendlich eine andere Antwort eingestanden hast: Mir geht es genauso. Du bist damit nicht allein.

Wieso also lügen wir beide? Denn egal, wie nobel unsere Hintergründe auch sein mögen, im Grunde ist es doch genau das. Willst du dir selbst etwas vormachen oder nur den anderen? Fällt deine Antwort so aus, weil du es dir ja genauso wünschst oder weil du die anderen schützen möchtest? Weißt du vielleicht keine richtige Antwort? Das mag jetzt dämlich klingen, aber eigentlich ist es das nicht. Wir gebrauchen die Frage „Wie geht es dir?" im Alltag so leichtfertig und erwarten eine einfache, uns von weiterer Beschäftigung mit dem Gegenüber erlösende Antwort („Alles bestens"), obwohl sie eigentlich sehr schwierig und tiefgründig ist. Manchmal weiß man die Gefühle einfach nicht zu benennen, die im eigenen Ich verrückt spielen. Doch wenn dies tatsächlich dein Grund sein sollte, hätte ich da auch eine

Frage an dich: Warum antwortest du dann nicht wahrheitsgemäß mit „Ich weiß es nicht"? Hast du Angst, dass es sie eigentlich gar nicht interessiert und sie nur aus Anstand fragen? Oder möchtest du sie einfach nicht belasten? Willst du mit deinen Emotionen lieber alleine sein? Fürchtest du, dass dein Gegenüber dich nicht versteht? Oder willst du dich nicht mit dem Thema auseinandersetzen?

Wenn du weißt, was genau du mit deiner Lüge bezwecken willst, kannst du das nächste Mal vielleicht verhindern, reflexartig „Gut" zu sagen. Verstehe mich nicht falsch, all diese Gründe kann ich nachvollziehen – einige treffen ja auch auf mich zu! Nur habe ich mit der Zeit gelernt, dass Reden meiner Psyche ungemein gut tut. Ich will das jetzt nicht verallgemeinern, doch unter Umständen könnte ein Versuch, sich zu öffnen, nicht schaden, oder? Es muss ja nicht gleich die ganze Welt wissen. Ich selbst breite auch nicht vor jedem meine gesamte Gefühlswelt aus! Eine Person genügt vollkommen. Jemand, dem du vertraust und der sich für dich interessiert. Jemand, der dir helfen will und von dem du dir auch helfen lässt. Ganz einfach, indem diese Person dir zuhört. Natürlich kann sie dir auch anders helfen – sag einfach geradeheraus, was du in diesem Moment brauchst. Offenheit ist der Feind von Unzufriedenheit und Unsicherheit, das gilt sowohl für dich als auch für die von dir ausgewählte Vertrauensperson. Diese Person kann absolut jeder sein: Ob nun aus der Familie, dem Freundes- oder dem Bekanntenkreis. Wenn dir diese Vorstellung gar nicht behagt, kannst du auch einen Spezialisten aufsuchen. Dazu möchte ich dir auf den Weg mitgeben: Bitte komme nicht auf die Idee, dich dafür zu schämen, zu einem Psychotherapeuten zu gehen. Du bist nicht bekloppt, du brauchst Hilfe.

Sollte sich dir auch bei dem Gedanken der Magen umdrehen, gibt es noch eine weitere Möglichkeit: Therapiere dich selbst. Klingt sonderbar, ist es aber überhaupt nicht. Im Gegenteil: Nichts anderes ist es, ein Tagebuch zu schreiben. Das braucht nicht hochtrabend oder professionell klingen, nicht schön aussehen! Schreibe auf, was du denkst und fühlst. Solltest du nicht wissen, welche Emotionen gerade in dir toben, versuche es zu beschreiben. Selbst der unsinnigste Blödsinn ist klasse und beschreibt deine Gefühle wahrscheinlich sogar am besten!

Nur eines ist wichtig: Tue etwas! Setze dich mit deinen Gefühlen auseinander, sonst haben sie bald die Oberhand über dich. Lass uns einmal üben. Ich fange an, okay? Also:

„Wie geht es dir, Pia?" – „Gerade fühle ich mich etwas deprimiert und sauer. Ich bin nämlich zu Hause anstatt im Krankenhaus, weil sich meine Chemotherapie verschoben hat. Ich will es einfach hinter mir haben, aber nein! Das Dümmste daran ist, dass ich mehr oder weniger selbst schuld bin. Da meine Zehen taub sind, habe ich mir dort eine Entzündung eingelaufen und das lange nicht bemerkt. Jetzt muss ich warten, da die Chemotherapie das Immunsystem angreift und sich die Entzündung dann weiter ausbreiten könnte. Das ärgert mich ziemlich, da es langsam auf Weihnachten zugeht und ich Angst habe, dass ich über die Festtage Chemotherapie bekomme. Ich bin ziemlich frustriert."

So. Das war meine Runde. Jetzt bist du an der Reihe: „Sag, wie geht es dir?"

# SPIEGLEIN, SPIEGLEIN AN DER WAND
:/

Unnnddd … schon wieder. Schon wieder steht sie vor dem Spiegel. Starrt mit zusammengezogenen Augenbrauen auf ihre Reflexion, als würde diese die Schuld an der ganzen Sache tragen. Wandert mit ihren Händen ihren Hals hinab. Vergleicht Knochen, Haut und Sehnen beider Seiten miteinander, ohne sich dessen bewusst zu sein. Zumindest muss es so sein, denn plötzlich fährt ein Ruck durch ihren Körper – sie schrickt auf, um ihrem Spiegelbild Sekunden später einen tadelnden Blick zuzuwerfen. Wie schon so häufig in der letzten Zeit.

Egal, was sie tut – egal, wie oft sie ihre Hände zurückdrängt, ihnen den Weg mit einem dicken, flauschigen Schal versperrt – sie kann den Mechanismus einfach nicht ausschalten. Automatisch begeben sich ihre Finger auf Erkundungstour, bahnen sich ihren Weg durch die Lagen an Stoff, immer auf der unermüdlichen Suche nach … Da! Schon wieder!

Diesmal schlägt sie sich selbst auf die Hände: Ein weiterer verzweifelter Versuch, sie zum Stoppen zu bringen. Vergeblich. Sie muss damit aufhören, beschließt sie zum hundertsten Mal an diesem Tag – nur, um im nächsten Moment ihren Blick prüfend über den Hals schweifen zu lassen, denn sieht das nicht aus wie …?

Okay. Es reicht. Bis hierhin und nicht weiter. Im Grunde genommen weiß sie, dass vor wenigen Wochen kein einziger Tumor mehr nachgewiesen werden konnte. Eigentlich ist ihr auch klar, dass Krebszellen des Hodgkin-Lymphoms langsam wachsen. Selbst wenn etwas vorhanden wäre, könnte sie es wohl kaum schon erfühlen. Was haben die Ärzte gesagt? Wie lange hat der Krebs in ihr gewuchert, bevor sie ihn entdeckt hat? Monate?

Sie kennt all diese Fakten. Sie weiß, wie blöd und irrational ihre Sorgen sind – schließlich erhielt sie vor wenigen Tagen noch Chemotherapie. Wie bitte stellt sie sich das vor? Sollen innerhalb von 48 Stunden nach der letzten Dosis irgendwelche Beulen aus ihrem Körper sprießen? Lächerlich. Dämlich. Absurd. Unmöglich.

Nichtsdestotrotz sind die Gefühle vorhanden. Vorhanden die Angst, wieder einen geschwollenen Lymphknoten zu finden. Vorhanden die Sorge, der Krebs könne wiederkehren. Sie in ihrem Heilungsprozess zurückwerfen. Sie der wenigen Normalität und des Halts berauben, die sie sich so mühsam erkämpft hat. Sie wieder krank machen. Den ganzen Albtraum von vorne beginnen lassen.

Es nützt nichts. So oft sie sich auch vergewissert, der Krebs besäße keine Macht über sie – es ändert nichts an der Tatsache, dass er sie Tag und Nacht, Stunde um Stunde verfolgt. Selbst, wenn er es nur in ihren Gedanken tut. Sie muss es sich endlich eingestehen: Alleine wird sie gegen seine Kontrolle, seinen Würgegriff nicht ankommen. Den Krebs selbst mag sie besiegt haben – sein unruhiger Geist kennt jedoch keine Gnade, jagt sie regelrecht in den Wahnsinn. Ja. Es wird Zeit, sich Hilfe zu holen. Zeit, zuzugeben, dass sie alles andere als in Ordnung ist. Dass es ihrem Kopf – ihrer Seele – nicht gut geht. Wie auch, nach all dem?

Um Hilfe zu bitten ist kein Zeichen von Schwäche – so oft sie sich an diese offensichtliche Tatsache auch erinnern muss. Doch wen fragen? Freunde? Familie? Oder vielleicht einen Außenstehenden?

Einen Psychologen? Zuerst behagt ihr der Umstand, einem Fremden die eigene Gefühlswelt offen darzulegen, ganz und gar nicht. Wie einfach könnte er all ihre geheimen Sorgen und Ängste gegen sie verwenden? Was würden alle anderen dazu sagen?

Über ihre eigene Paranoia lachend, begreift sie, dass der Weg zum Experten vielleicht sogar die beste Alternative ist. Während sie mit ihren Problemen ihren Liebsten zur Last fallen würde – wie auch nicht, würden sie doch alle mit ihr leiden? – ist diese Gefahr beim Psychologen gebannt. Schließlich gehört es zu seinem Job, sich emotional von seinen Patienten zu distanzieren. Eine Sorge weniger.

Möglicherweise könnte dies tatsächlich der beste Weg sein. Verdient sie nicht nach dem harten Kampf eine gesunde Psyche?

Es gibt keinen Grund, sich zu schämen – im Gegenteil. Einen Versuch ist es doch allemal wert, oder? Wenn es ihr nicht gefällt, kann sie immer noch aufhören. Was die anderen denken, ist sowieso nicht wichtig.

Die Entscheidung liegt allein bei ihr. Genauso, wie sie bei dir liegt.

# KRANKENHAUSGESCHICHTEN :)

In den vorherigen Kapiteln habe ich das Krankenhaus meist als mein trostloses Gefängnis beschrieben – denn so hat es sich oft auch angefühlt. Aber ich tue ihm damit eigentlich Unrecht.

Die Station ist ein Ort voller Leben, erfüllt mit Kinderlachen. Die Zimmerdecken sind bemalt mit fliegenden Drachen, Vögeln oder krabbelnden Waldbewohnern. An den Fenstern kleben bunte Figuren, auf dem großen Flur hängen gebastelte Gegenstände. Das Behandlungszimmer ist vollgestopft mit Fotos, auf denen strahlende, geheilte Kindern mit der Sonne wetteifern. Es gibt Bücher, Malhefte und Stifte, die nur darauf warten, die Langeweile zu bekämpfen. An jeder Ecke trifft man einen lieben Menschen, der sich um einen sorgt oder der einem ein Lächeln schenkt. Im Spielzimmer stapeln sich Gesellschaftsspiele und Kuscheltiere bis an die Decke. Es ist das reinste Kinderparadies – ich habe noch nie so viele Spielzeuge auf einem Fleck gesehen!

Doch das wirklich Magische an diesem Ort sind seine Menschen. Sie sind immer für einen Spaß zu haben, legen auch gerne mal ein Rennen mit Pedalos hin und haben stets ein offenes Ohr oder eine starke Schulter, an der man sich ausweinen kann. Auch mitten in der Nacht bringen sie noch Essen oder beantworten Fragen, die einen selbst wach halten. Ob Arzt, Krankenschwester, Therapeut oder Betreuer, sie haben alle nur ein Ziel: dir dein Leben zu retten. Denn auch, wenn du es wahrscheinlich nicht mehr hören kannst: Krebs ist eine Krankheit, bei der eine positive Grundeinstellung manchmal einen wirklichen Unterschied machen kann.

Ein Lachen bewirkt Wunder. Tröstende Worte geben Halt. Ein Kartenspiel lindert Einsamkeit. Stift und Papier erschaffen neue Welten. Ein Kakao beweist Mitgefühl. Das Krankenhauspersonal wird ein Stück weit Familie.

Jedoch sind diejenigen, die der Station überhaupt erst ihren Namen „Kinder-Krebs-Station" geben, auch das Licht an diesem Ort. Kleine Superhelden fliegen Tag für Tag über den farbenfrohen Flur und tun, was nun mal getan werden muss. Sie tragen kein Cape, das im Wind flattert, und keine Maske, die ihre Identität verschleiern soll. Trotzdem wird bei ihrem Anblick sofort klar, was sie sind. Sie verraten sich mit ihrer Superkraft: Selbst in der schrecklichsten Situation noch lachen zu können. Sie sind Vorbilder der ganz besonderen Art. Gladiatoren, die im Kolosseum mit Löwen ringen – nur ist ihr Gegner um einiges launischer, unberechenbarer, hinterlistiger. Ein Bösewicht der fiesesten Sorte.

Die Kinder erhellen die Station, das ganze Krankenhaus mit ihrer Lebensfreude, obwohl sie längst nicht mehr so unbeschwert durch die Welt hüpfen können. Ihr Lachen hallt über den Flur, erklingt in jedem Zimmer und bringt Herzen zum Schmelzen – meines beispielsweise.

Erkennen kann man die kleinen Superhelden außerdem an ihren magischen „Mutperlenketten". Und wie stolz bin ich, dass ich selbst auch so eine Kette mein eigen nennen darf! Zu Beginn der Therapie erhält man einen Faden und eine kleine Perle mit einem Anker darauf, der für Hoffnung steht. Mit jeder überstandenen Behandlung erhält man eine weitere Perle als Belohnung, die immer eine andere

Bedeutung hat. So kann man den Verlauf der Therapie nachverfolgen und sehen, was man schon alles geschafft hat. Die bunten Perlen liefern den Kindern – und ich will es nicht verschweigen, auch mir – den Ansporn, weiterzumachen. Eine Mutperlenkette ist mehr als nur eine Schnur mit Kugeln; sie ist eine Auszeichnung für einen Kämpfer.

Es gibt viel Gutes hier. Natürlich auch Schlechtes, keine Frage auf einer Krebsstation. Aber wo gibt es das bitte nicht? Ich finde es faszinierend, wie viel Glück an diesem Ort täglich geschaffen wird. Das ist eine unglaubliche Leistung – vom Personal und von den Patienten.

Nein, du wolltest nicht hierher müssen. Niemand will das. Doch vielleicht sollten wir anfangen, das uns Gegebene mehr wertzuschätzen. Die Freundlichkeit, die Sorge und die Unterstützung hier sind keine Selbstverständlichkeit. Im Gegenteil: Sie sind ein Geschenk.

## PRIORITÄTEN :)

In meinen einsamen Nächten im Krankenhaus – die kalten, dunklen Nächte, in denen ich wach lag und meine Gedanken sich weigerten, Ruhe zu geben – bin ich zu einer Erkenntnis gelangt: Es gibt drei verschiedene Arten, seinen Tag zu durchleben. Wow, das klingt noch nüchterner als in meinem Kopf – aber je intensiver man sich mit dieser Tatsache auseinandersetzt, desto mehr Wert erhält sie.

In der ersten und gleichzeitig häufigsten Variante durchleben wir unseren Tag auf genau die gleiche Weise, mit der wir auf meine eben genannte Behauptung geschaut haben: Ohne den Hauch einer Ahnung. Die meiste Zeit über hetzen wir umher, gehen unseren Pflichten und Aufgaben nach, eilen schnurstracks voran. Schule, Hausaufgaben, Alltag und Haushalt werden zu unseren Prioritäten – da bleibt keine Zeit für einen Moment der Ruhe, des Nachdenkens. Zu beschäftigt sind wir mit den alltäglichen Sorgen in allen Formen und Farben, um auch nur für eine Sekunde innezuhalten, gefangen im Trott des Lebens.

Das ist traurig: Würden wir es tun, würde uns die Sinnlosigkeit ebendessen vielleicht nicht ganz so hart treffen, wie es in Variante Nummer zwei der Fall ist. Diese Tage sind genauso selten, wie sie schrecklich sind. Plötzlich gerät unsere Welt aus den Fugen – nichts ergibt mehr einen Sinn, alles ist durcheinander geraten, zerstört.

Mittendrin das Wissen: Nichts auf dieser Welt hält ewig. Wir alle können – und werden – sterben. Ist dieser Gedanke erst zum Vorschein gekommen, fragen wir uns, wie wir das bloß all die Zeit übersehen konnten. Strahlt uns unsere eigene Vergänglichkeit nicht geradezu Tag für Tag ins Gesicht? Wir dürfen uns da keinen Vorwurf machen. Die Verlockung zur Verleugnung des Unvermeidlichen ist zu groß, um ihr zu widerstehen. Wer möchte denn schon erkennen, dass unser tägliches Tun – im Gesamtbild betrachtet – nutzlos ist? Unwichtig? Wer möchte auch bitte realisieren, dass wir jeden Moment sterben könnten – und dass wir unsere kostbare Zeit vergeudet haben?

Nun, ich. Denn dies ist die eigentliche Erkenntnis, zu der ich eines Nachts im Krankenhaus gekommen bin: Wir können jenen Schrecken, jenen Schock über unsere eigene Sterblichkeit und Bedeutungslosigkeit nutzen, um schlussendlich Variante drei zu erschaffen: Tage, die von Wert sind. Tage, die wir mit unseren Liebsten oder unserer Leidenschaft verbringen. Tage, die uns am Herzen liegen. Wir können endlich Zeit für den oft verschobenen Filmabend mit Freunden finden. Wir können auf eine weitere Runde Stoffwiederholung verzichten und stattdessen Stephen Hawkings Buch lesen, weil wir später ein Medizinstudium anstreben und damit die Welt revolutionieren wollen. Wir können die Hausaufgaben beiseite schieben und lieber an unserem Buch weiterschreiben, mit welchem wir Menschen helfen wollen. Kurz: Wir können unser Potenzial erkennen und demnach unsere Prioritäten verschieben. Der Alltag kann dem wirklich Wichtigen im Leben den Vortritt lassen.

Aber um das zu erkennen, brauchen wir manchmal Tage wie in Variante zwei. Tage, die uns wachrütteln und erinnern: „Hey, du lebst übrigens nicht ewig! Mach gefälligst das, was dich glücklich macht!" Solch ein Tag war für mich der 04. September – der Tag meiner Diagnose. In diesem Zimmer – an welches ich auch nach Monaten nur mit Schaudern denken kann – wurde mir klar, dass mein bisheriges

Leben nur aus Schule bestanden hatte. Und dass ich mir immer Ausreden einfallen ließ, um die wahren Ziele in meinem Leben aufzuschieben. Ich bin nicht dankbar für die Diagnose „Krebs" an sich, natürlich nicht – doch für die Möglichkeit, meinen Fehler zu verstehen und zu verbessern, schon. Jetzt lässt mir mein Gehirn keine Ruhe mehr: Einmal realisiert, wie begrenzt meine Zeit auf Erden ist, versuche ich mich nun auf das zu konzentrieren, was mein Herz begehrt. Ob nun Zeit allein zum Lesen oder Schreiben, mit der Familie oder bei Freunden – ich höre darauf. Nicht allzu selten ist sogar die Lust auf Hausaufgaben dabei.

# MELDE MICH GESUND! :)

Stumm liege ich auf dem Operationstisch und lausche den Ärzten und Schwestern bei ihren Vorbereitungen. Obwohl ... bin ich wirklich stumm? Oder kaue ich ihnen ein Ohr ab vor lauter Aufregung? Im Nachhinein kann ich es nicht mehr sagen. Ist mir warm oder kalt? Wie sehen die Gesichter der Frauen aus, die mich für die OP vorbereiten? Ich weiß es nicht mehr. Die „Leck-mich-am-Arsch-Tabletten", wie sie so schön heißen, haben mich bereits auf halben Weg ins Traumland geschickt und lassen die ganze Situation verrückt wirken. Auf eine wohlige Weise soll mir für kurze Zeit alles egal sein, doch mein Unterbewusstsein kämpft dagegen an. „Dir wird gleich der Port entfernt. Erinnerst du dich nicht mehr an die Risiken, von denen du gelesen hast?" – „Na und? Das hier sind fähige Leute, die werden das schon auf die Reihe kriegen!" – „Was, wenn etwas schief geht? Was, wenn du so kurz vor unserem Ziel doch noch drauf gehst?" – „Jetzt mache dir mal nicht so einen Kopf, bis hierher habe ich es schließlich auch geschafft, oder?" Mein Herz flattert in der Brust, doch gleichzeitig finde ich das alles urkomisch und kichere in mich hinein. Der Kampf in meinem Inneren verstummt, als mir eine Atemmaske aufgesetzt wird. „Jetzt geht es los!", kann ich nur noch denken, bevor ein, zwei, drei tiefe Atemzüge voller Narkosemittel mich in eine gemütliche Unwissenheit entführen.

Im Rückblick erscheint mir der Tag meiner offiziellen Gesundung nebelhaft, wie ein Traum. Meine Mutter erzählt, dass ich im Aufwachraum bitterlich geweint habe, weil ich „endlich wieder gesund bin". Ich bin ehrlich: Daran kann ich mich überhaupt nicht mehr erinnern. Ein bisschen gruselig ist das schon, nicht zu wissen, was man in den letzten paar Stunden gesagt oder getan hat. Einige der wenigen Dinge, bei denen ich mir sicher sein kann, ist die Anwesenheit meiner Eltern, als ich vollständig aus den Tiefen der Narkose auftauche. Mir ist ein wenig übel und ich bin desorientiert, aber nicht so schlimm wie bei meinen ersten Operationen. Ich erkenne den Raum wieder: Die gemalten Fische an der Decke und Käpt'n Blaubär an der Tür. Das ist der Raum, in dem ich schon beim letzten Mal aufgewacht bin – als mir der Port eingesetzt wurde. Als all das Grauen noch vor mir lag. Ich will mich aufsetzen, aber … Ahh! Da ist das wohlvertraute Ziepen meiner rechten Seite wieder, das mir entgegenschreit: „Vorsicht!" In diesem Moment jedoch ist der Schmerz das ultimative Zeichen meines Triumphs. Der Port, durch den vier Monate lang Chemotherapie geflossen ist, der mich geheilt, mir aber auch so viele Sorgen bereitet hat, ist fort. Ich brauche ihn nicht mehr.

Im Spielzimmer haben sich einige Ärzte und Schwestern versammelt. Leider darf meine Portparty nicht allzu groß ausfallen – Corona macht mir da einen Strich durch die Rechnung. Sie sehen mir zu, während ich das Geschenk der Stationsmitarbeitenden auspacke – die Aufmerksamkeit ist mir ein wenig unangenehm. Meine Mutter hält eine Rede und wir klatschen für diese Helden, die mir das Leben gerettet haben, ohne etwas im Gegenzug zu verlangen. Sie streuen mir Glitzer über den Kopf, um mir alles Gute zu wünschen. Wir essen Marienkäfertorte und überreichen dem Personal unsererseits ein Geschenk. Es fühlt sich unwirklich an, das alles. Wie Abschied. Und auf eine verwirrende Weise bin ich traurig. Diese Menschen waren für eine Weile meine Familie, und sie nun zu verlassen, ist schmerzlich – aber auch beglückend.

Ich habe es geschafft! Ich habe keinen blassen Schimmer, wie, aber ich habe es geschafft, den Krebs zu besiegen! Der Weg nach draußen, die ersten Schritte an der frischen Luft, die warmen Sonnenstrahlen auf meinem Gesicht: Es fühlt sich an, als würde ich aus einem Albtraum erwachen. Für einen Moment bleibe ich stehen und atme. Wie automatisch wir das immer tun, wie selbstverständlich wir es hinnehmen, obwohl es doch so elementar für unsere Existenz ist. Ich atme. Ich bin gesund. Ich lebe. Ein größeres Geschenk gibt es nicht.

## NACHKONTROLLEN-FIEBER :(

Schlaf? Pfft. Was ist das überhaupt? Der wird doch sowieso überbewertet. Nur Waschlappen schlafen! Wer braucht schon Schlaf, wenn man sich auch Sorgen machen kann?

Okay, Spaß beiseite. Ich liebe Schlaf. Wie könnte ich auch nicht? Er ist erholsam, erfrischend. Außerdem ist er die einzige effektive Möglichkeit, der Realität für eine Weile zu entfliehen – der ermüdenden Wirklichkeit. Versteh mich nicht falsch, ich bin dankbar für mein Leben, aber manchmal erschöpfen mich meine Gefühle. Der Fluss aus Emotionen ist reißend; dagegen anzuschwimmen oder nur den Kopf über Wasser zu halten, anstrengend. Deshalb mag ich den Schlaf: Er ist wie ein zeitlich begrenzter Rettungsring, an dem ich wieder zu Kräften kommen kann.

Warum gönnt mir mein Kopf also nur so wenig davon?

Die Antwort ist so offensichtlich, dass ich mich gar nicht erst auf die Suche nach ihr begeben muss: Die Nachsorge. Morgen steht wieder ein Termin zur Nachkontrolle an. Alle vier Wochen fahre ich ins Krankenhaus. Zu den Untersuchungen zählen beispielsweise Blutabnahme, Sonografie, Röntgen oder MRT, die sich untereinander abwechseln. Bald werden die Abstände zwischen den Kontrollen größer werden – bin ich froh darüber oder besorgt? Froh, weil dies bedeuten würde, dass mein Gesundheitszustand sich verbessert hat, oder besorgt , weil ich weniger oft auf einen Rückfall untersucht werde?

Denn das kann immer noch passieren, egal, wie ich es drehe und wende. Der Krebs könnte zurückkommen. Er soll es nicht, er darf es nicht, aber er könnte es. Durch die Nachsorge kann dies frühzeitig erkannt werden.

Genau das ist der Grund, weshalb ich gerade mitten in der Nacht hier liege und meine Angst mich erdrückt. Ich bekomme nur schwer Luft und mir ist unsagbar schlecht. Es ist, als würde mir jemand ein Kissen aufs Gesicht drücken. Was ist, wenn sie nun morgen etwas Auffälliges finden? Was, wenn ich wieder krank werden sollte? Was, wenn der Krebs bereits wieder in mir wuchert? Bei dem Gedanken allein wird mir noch übler. Dann würde ich wahrscheinlich wieder Chemotherapie bekommen, vielleicht auch Bestrahlung. Alles würde wieder von vorne beginnen. Ich zucke zusammen, mein Körper versteift sich. Nein. Das könnte ich nicht. Noch einmal halte ich das nicht aus.

Die Gedanken sind da, ohne dass ich etwas gegen sie unternehmen könnte. Ich muss zurückdenken an alles, was ich durchgemacht habe – nein, für ein weiteres Mal hätte ich keine Kraft. Die Panik packt mich mit ihren Klauen und zerrt mich in die Tiefe der Verzweiflung. Heiße Tränen rollen meine Wangen herunter und ich werfe mich hin und her. Nein, nein, nein. Noch einmal könnte ich das nicht.

Oder?

Ich richte mich auf, das Bett knarzt etwas. Das Geräusch ist auffällig laut in der Stille der Nacht und lässt mich zusammenzucken. Ich will doch niemanden wecken! Aber mir ist etwas durch den Kopf geschossen. Die gleichen Gedanken hatte ich auch vor der Chemotherapie: Ich dachte, ich wäre zu schwach. Doch hier bin ich nun, einige Monate später, und ich bin gesund. Ich habe es geschafft. Vielleicht kann ich ja doch viel mehr, als ich mir selbst zutraue.

Außerdem: Warum grüble ich darüber überhaupt nach? Nach dem letzten Stand bin ich gesund. Weshalb sitze ich hier und male mir Reaktionen auf Dinge aus, von denen ich gar nicht will, dass sie stattfinden? Das ist doch total bescheuert.

Entschlossen schließe ich die Augen. Ich werde morgen ins Krankenhaus fahren, untersucht werden und erfahren, dass ich gesund bin. Das will ich, also versuche ich, daran zu glauben.

Am nächsten Morgen fahre ich ins Krankenhaus. Ich werde untersucht; Blutabnahme und Sonografie. Alle Befunde sind unauffällig. Meinen nächsten Termin habe ich erst in sechs Wochen – die Zeitspanne zwischen den Nachsorgen wurde vergrößert. Ob ich darüber froh oder besorgt bin?

Hm ... von beidem ein bisschen, vielleicht.

# EINE WOHLVERDIENTE AUSZEIT :)

Ein verworrener Pfad aus gräsernen Dünen. Ich kann das Meer rauschen hören und fühlen, wie der Wind an meinen Haaren zerrt. Ich kann das Salz riechen, während der weiche Sand unter den Zehen weggespült wird, die Sonnenstrahlen meine Haut erwärmen und das frische Wasser mir in die Waden beißt. Sylt. In den letzten vier Wochen ist die Insel ein Inbegriff des Seelenheils für mich geworden. Wenn ich mir vorstelle, dass ich vor einem Monat nicht hierher wollte … Nun will ich gar nicht mehr weg! Wie bin ich bloß auf dieser versnobten Insel der Superreichen gelandet, fragst du dich jetzt vielleicht? Erst einmal: Das ist meiner Meinung nach wohl eher ein Gerücht, hier gibt es durchaus auch Orte für uns Normalsterbliche! Und zweitens: Ich bin auf Kur! Die Syltklinik der Deutschen Kinderkrebsstiftung ist in den vergangenen Wochen ein zweites Zuhause für mich geworden: 28 Familien, die alle eine ähnliche Krankengeschichte teilen, wohnen und leben für einen Monat lang zusammen.

Es kann unfassbar guttun, mit Gleichgesinnten zu sprechen. Und genau das sind wir hier: Niemand braucht sich zu erklären. Jeder weiß, warum wir hier sind. Wir sind nicht mehr die arme, kranke Familie, die man mit Samthandschuhen anpacken muss – wir gehören dazu. Jeder einzelne von uns. Das ist wohl eher einer der positiveren Effekte der Krankheit: Menschen, und vor allem Kinder, werden dadurch unglaublich sozial. Man kann sich das in der Außenwelt kaum vorstellen: Unsere ganze Gruppe hat so viel Akzeptanz und Mitgefühl gezeigt, dass es mich mehr als einmal fast zu Tränen gerührt hat. Hach ja – die Kinder. Auf unserer Kur bin ich die Älteste der betroffenen Kinder und Geschwister, was mich wohl ein wenig zu der Mama-Glucke unseres Clubs gemacht hat. Und wie ich diese Rolle liebe! Wie ich all die Kinder liebgewonnen habe! Am ersten Tag hatten meine Schwester und ich extreme Panik davor, die anderen kennenzulernen, doch im Nu war das Eis gebrochen durch eine vorsichtige Frage meinerseits, ob wir denn beim Billard mitspielen könnten. Seitdem haben sich so viele Freundschaften gebildet, von denen ich keine mehr missen möchte.

Wir bekommen hier genau das, was in den Krankenhäusern nicht genug gefördert wird: Wir sehen, dass wir nicht alleine sind. Gespräche untereinander können so viel mehr ausrichten als tausend Besuche eines Psychotherapeuten. Wo sonst bekommt man schließlich auf die Aussage, dass man selbst AUCH Lymphknotenkrebs hatte, ein „Oh, cool"? Wo sonst können wir darüber reden, wie schmerzvoll es war zu sehen, dass das Geschwisterkind seine Haare verliert? Und der Gesprächspartner versteht dies nicht nur, er kann es nachvollziehen? Wo sonst lernen wir, dass es andere ebenfalls geschafft haben, gesund zu werden, und dass wir das auch können? Es ist wunderschön, dass nicht nur das krebskranke Kind im Vordergrund steht, sondern die ganze Familie. Jedes Mitglied erhält Aufmerksamkeit, wird therapiert und erhört. Für die oftmals – wenn auch unbeabsichtigt – vernachlässigten Geschwister ist das Balsam, denke ich. Sie lernen, dass auch sie wichtig sind – und wir Kranken lernen, uns wieder etwas zurückzunehmen.

Auf die Frage, was mir auf Kur am meisten gefallen hat, werde ich wohl auf ewig mit „Die Menschen!" antworten. Mir geht es so viel besser, seit ich hier bin. Vorher haben die Schule und die von der

Krankheit verbliebene Erschöpfung mich völlig zermalmt; ich war ein einziges Wrack. Aber nun? Ich strotze geradezu vor Energie, so blöd sich das auch anhören mag. Ich habe wieder die Kraft, mich lachend auf eine Erhöhung im Sand zu schmeißen und diese herunterzurollen – vor vier Wochen wäre das undenkbar gewesen.

Ein Rufen meiner Clique sagt mir, dass es Zeit für das letzte Abendessen hier wird. Hach, wie liebe ich diese verrückte Bande! Doch leider nehmen alle Dinge ein Ende, die guten wie die schlechten. „Das Leben ist nun mal keine Syltklinik." Aber wir alle können versuchen, es dazu zu machen. Ich weiß, ich werde dieser Zeit einen ganz besonderen Platz in meinem Herzen widmen. Mit zwei weinenden Augen fahre ich nun wieder nach Hause – aber mit einem dankbarem Lächeln und einem leichteren Herzen.

## WEISHEITEN UND ALLERLEI :)

Der Krebs hat mir so vieles genommen, allem voran wohl mein Urvertrauen in das Leben und meine bedingungslose Freude. Denn natürlich reicht es einem Vielfraß wie ihm nicht aus, sich an meinem körperlichen Leid zu laben – nein, er giert nach Schmerz und sät ihn auch in meiner Seele, um ihn bis zur Ernte gedeihen zu lassen. Es versteht sich von selbst, dass ich ihm diesen Sieg nicht gönne, sodass ich im Laufe der Chemotherapie einige Herbizide gegen sein Unkraut verwendet habe: Die besten Mittel gegen Schmerz und Trauer sind Freude und Lachen. Doch ich möchte mich nicht im Selbstmitleid suhlen, stattdessen möchte ich probieren, die guten Dinge aufzuzählen; Wissen, welches meine Krankheit mich gelehrt hat. Es scheint unmöglich, doch das Unkraut ermöglicht es den Sonnenblumen nun, zu wachsen. Es widerstrebt mir, das zu sagen, doch Krebs ist ein geduldiger Lehrer. Er gibt mir nicht gleich die Antworten vor – er stellt die Tatsachen vor und lässt mich meine eigenen Schlussfolgerungen daraus ziehen, während er sich mit einer Tasse Tee in der Hand in seinem Stuhl zurücklehnt und nur ab und zu meine Gedankengänge korrigiert.

Die erste Lebensweisheit lehrte er mich zum Teil schon bei meiner ersten Fahrt ins Krankenhaus, mit einer Beule am Hals, Angst um mein Leben und doch keiner Ahnung, was eigentlich das Problem war. Ich erinnere mich, auf dem Beifahrersitz gedacht zu haben: „Ist es das? Werde ich so sterben?" Nun, durch die Diagnose wurde meine Angst vor dem Tod nur noch bestätigt, und spätestens in dem Moment wurde mir klar: Das Leben ist zerbrechlich. Und kurz. Innerhalb von Millisekunden können unsere Handlungen über unsere Existenz entscheiden. Im Grunde ist das Leben wie eine Glasskulptur: wunderschön, aber fragil und nur allzu leicht zu beschädigen. Eine falsche Entscheidung, und es zerspringt in tausend Scherben. Doch manchmal ist es gar nicht unsere Schuld – ein Schubser und das Glas fällt. Selbstverständlich bedeutet das nicht, dass wir uns nur noch an Orten mit Teppichböden aufhalten sollen, wo die Skulptur schön weich landet, denn das wäre wohl kein Leben mehr. Im Gegenteil: Ich möchte damit sagen, dass jederzeit etwas geschehen könnte und dass sich diese Dinge unserer Kontrolle entziehen. Genau deshalb ist es so essenziell, dass wir unser Leben in allen Zügen genießen – es könnte schließlich das letzte gemeinsame Gespräch sein, der letzte Sonnenuntergang, das letzte Lächeln. Aber ist es nicht diese Unsicherheit, die dem Leben letztlich seinen Reiz verleiht? Wirklich sicher ist uns nur der Augenblick – und das macht ihn zu unserem kostbarsten Besitz.

Für meine nächste Erkenntnis ließ mich der Krebs etwas länger knobeln – und ich vermute, dass ich die Lösung noch immer nicht entdeckt habe, obwohl mein Lehrer dank der wunderbaren Chemotherapie schon lange nicht mehr in meinem Körper weilt. Vergebung ist ein Thema, mit dem ich meine Differenzen habe. Werde ich meiner Krankheit je verzeihen können? Ich vermute nicht. Kann ich anderen Menschen vergeben? Inzwischen schon, glaube ich. Es gibt einige – wirklich gute – Freunde, die während meiner Therapie und auch danach für mich da waren, die mir Stütze und Pfeiler waren und sind. Über diese fantastischen Menschen habe ich bereits geschrieben. Doch was ist mit denen, die nicht dazu gehören? Ich habe ihnen gedanklich lange Vorwürfe gemacht, weil sie mich nicht so unterstützt haben, wie ich es eigentlich von ihnen erwartet hätte – wie ich es umgekehrt, so hoffe ich zumindest, für sie getan hätte. Es tut weh, im Stich gelassen zu werden, wenn man jemanden am meisten braucht. Glücklicherweise muss ich sagen, dass ich diesen Groll inzwischen überwunden habe. Denn Vergebung heilt gewissermaßen beide Seiten. Es ist auf lange Sicht gesehen leichter zu verzeihen, als zu hassen. Hass besteht aus Wut und Schmerz und zerrt an der eigenen Seele – Vergebung dagegen bedeutet für einen kurzen Moment, sein Ego beiseitezulassen. Jahrelanger Zorn oder ein kurzer Kraftaufwand – da fällt es eigentlich leicht, sich für letzteres zu entscheiden. Was ich versuche, auszudrücken, ist: Ich verstehe inzwischen, dass der Kontakt mit mir zu schwer, zu schmerzhaft für euch war. Und ich vergebe euch.

Hey, das war gar nicht mal so schwer! Naja, ein bisschen schon. Ich brauche wohl noch etwas Übung.

Eine Lektion meines Mentors dagegen habe ich schon ziemlich gut verinnerlicht. Sie lautet ungefähr so: „Warum mache ich mir eigentlich Sorgen? Ich habe schon viel Schlimmeres überstanden!" Das mag vielleicht ein wenig arrogant wirken, aber dieser Gedanke hat mir in der letzten Zeit in zahllosen Momenten beigestanden und mich beruhigt und geerdet. Und im Grunde genommen habe ich doch auch recht, oder? Krebs ist die zweithäufigste Todesursache auf der Welt und Chemotherapien sind schrecklich. Dagegen ist fast alles, was das Leben mir jetzt noch bieten kann, doch ein Klacks! Lass es mich so formulieren: Ich bin durch meine Krankheit selbstbewusster geworden. Daran ist doch nichts Falsches! Ich bin stolz darauf, was ich geleistet habe, und das kannst du genauso sein! Mir sind die Haare ausgefallen, ich habe Qualen durchlitten, habe Todesängste ausgestanden! Trotzdem habe ich immer wieder die Kraft gefunden aufzustehen, weiterzumachen und zu lachen. Ich finde, wir alle haben uns einen kräftigen Applaus verdient. Wuhh!!! Gegen all das sind wohl die meisten Dinge ein Zuckerschlecken – obwohl ich mich vor Referaten in der Schule immer noch fürchte.

Die größte Wahrheit, die mich der Krebs jedoch gelehrt hat, ist die Bedeutung von Hoffnung und Zuversicht. Die beiden sind mir zu wirklich guten Freunden geworden. Sie sind immer für eine Umarmung und eine Tasse heiße Schokolade zu haben. Sie verurteilen nicht, sie spenden Trost, Licht und Wärme. Zu Beginn meiner Therapie waren sie nur gelegentliche Besucher, doch inzwischen sind sie meine ständigen Begleiter: Ich bin beinahe nie ohne sie. Und wie wunderschön das ist! Sie können ihre beiden Erzfeinde Panik und Angst zwar nicht vertreiben, doch mir zuliebe lassen sie sich auf einen Handel mit den beiden ein, um ihre Wirkung zu dämpfen. Ich bin dankbar, dass ich auch während meiner Krankheit schon etwas wie Zuversicht empfinden konnte. Ohne sie wäre ich nicht stark genug gewesen, all das zu überstehen. Nach anfänglichen Schwierigkeiten schaffte ich es auch noch, einen kleinen Funken Hoffnung in meinem Inneren zu entzünden. Dies geschah aufgrund der eigentlich ziemlich einfachen Feststellung: „Ich will nicht sterben, also werde ich darum kämpfen, zu leben! Aufgeben ist keine Option, darum kann ich ja nur gewinnen!" Ich habe oft daran gezweifelt, aber Hoffnung ist ein hartnäckiges kleines Biest. Hat sie sich einmal festgebissen, wird man sie so leicht nicht wieder los. Sie hat mit aller Kraft daran geglaubt, dass ich es schaffe – und siehe da, sie hatte recht!

# DAS LEBEN IST SCHÖN :)

Ist es nicht verrückt? Wir leben als winzige Menschen auf einem niedlichen, kleinen Erdball, der Jahr für Jahr seine Runden um eine große Feuerkugel in einem sonst so kalten Universum dreht. Wie groß war die Wahrscheinlichkeit, dass das All genau so entstehen würde, wie wir es heute sehen? Der Urknall hat unzählbare Möglichkeiten eröffnet – und doch wählte er die eine, die uns das Leben schenkte. Die eine, die uns einen warmen Hafen des Lichts in einem dunklen Meer aus Planeten spendete. Ob es nun der Zufall war, der sich für uns entschied, oder eine höhere Macht, die alles kalkulierte, ist eigentlich unerheblich – ich sehe darin Vollkommenheit und Schönheit.

Doch statt uns dieses Wunders zu erfreuen, benehmen wir uns wie zweibeinige Primaten, die sich für etwas Besseres halten – denn nichts anderes sind wir. Wir zerstören unser kostbarstes Geschenk, gieren nur nach Macht und Geld. Trotzdem glaube ich, es besteht noch Hoffnung. Es kann einfach noch nicht zu spät sein, es darf nicht. Das Leben ist so wunderbar, wir dürfen es nicht aufgeben.

In Gesprächen werde ich häufig gefragt: „Was hast du aus deiner Krankheit gelernt?" Nun, neben den im Kapitel „Weisheiten und Allerlei" erwähnten Dingen vor allem eins: Das Leben ist schön. Ich habe auf diese Antwort schon einige komische Blicke bekommen, meist gefolgt von einer Aufzählung, was denn alles auf dieser Welt schief läuft. Krieg, Armut, Hunger, Krankheit, Tod ... oder ich werde daran erinnert, dass ich Krebs hatte, als ob mir das gerade eben entfallen wäre. Natürlich ist mir all das schmerzlich bewusst, aber ich spreche auch nicht von meinem Leben, dem eines anderen Individuums oder von der ganzen Menschheit – ich meine das Leben selbst.

Es ist schwer mit Worten zu beschreiben, was ich damit eigentlich ausdrücken will, obwohl ich lange und oft darüber grüble. Lass es mich so ausdrücken: Ein Sonnenuntergang, ein Baum, das Rauschen von Wellen und das Heulen des Windes tragen es ebenso in sich wie du und ich: die Kraft, ihrer Vergänglichkeit zum Trotz weiterzumachen und aufzublühen. Ich nenne es Magie, und sie umgibt uns überall, ob im Gras unter unseren Füßen, im Funkeln der Sterne oder in den sirrenden Flügeln eines Marienkäfers. Die pure Existenz all dieser Dinge macht sie wunderschön, auch wenn sie nicht ewig währen – oder vielleicht gerade deswegen, denn das erst macht sie kostbar.

Sind wir nicht selbst der beste Beweis dafür? Sind nicht unser Herzschlag und unser Atem ein Wunder? Und erst unsere Gefühle! Sie mögen manchmal schmerzhaft sein, schrecklich und unerträglich, doch lehren sie uns, Freude, Glück und Liebe wertzuschätzen. Denn wüssten wir von ihrem Wert, wenn wir nicht Trauer, Wut und Verlust kennen würden? Sie zeigen uns: Wir leben! Am liebsten würde ich es in die Welt hinausschreien. Wenn die Menschheit nur einmal verspüren könnte, wie dankbar ich für unsere Existenz bin! Wenn sie fühlen würden, welch ein Wunder wir sind! Ich glaube beinahe, es könnte Frieden geben. Denn wir leben, und das ist genug!

Wir streben immer nur nach mehr und mehr, dabei haben wir unser größtes Hab und Gut doch stets bei uns: uns selbst! Wir sind schön, weil wir leben. Du bist wunderschön! Vielleicht erhält man diesen Blick auf das Leben erst, wenn man um es fürchten musste; ich weiß es nicht.

Ich hoffe nicht. Warum werden wir erst dann von anderen als wertvoll angesehen, wenn wir hübsch, erfolgreich und mächtig sind? Ganz einfach: Weil wir alle unser Leben selbstverständlich nehmen. Warum empfinden wir uns selbst erst dann als bedeutend, wenn wir von anderen für solch oberflächliche Dinge bewundert werden? Weil wir den Wert unserer bloßen Existenz nicht verstehen.

Das ist es, was mich an meinem Glauben an Gott festhalten lässt, wenngleich er schwankt: zu wissen, dass es da stets jemanden gibt, der meine Bedeutung kennt, selbst wenn ich – und vielleicht in diesem Moment auch kein anderer – es tut.

Also, tue mir den Gefallen: Das nächste Mal, wenn du den Sonnenuntergang siehst oder dein Gegenüber anblickst oder in den Spiegel schaust, dann erinnere dich für einen Augenblick daran, wie einzigartig und kostbar dieses Wesen (Du!) und dieser Moment sind. Von allen Menschen, die existieren könnten, bist du hier, genau jetzt.

Und du sollst wissen: Ich bin stolz auf dich.

# ENDE GUT, ALLES GUT? :/

Ich hatte meine Freude immer ein wenig als selbstverständlich hingenommen. Erst als ich krank wurde, erkannte ich die Privilegien, die mein bisheriges Leben erfüllten: ein fürsorgliches Umfeld, das Recht auf Bildung und natürlich Gesundheit. Wenngleich dankbar, war ich doch auch gewöhnt an Glück und Liebe – ich hatte nie etwas anderes gekannt. Traurigkeit verspürte ich nur in den Ausmaßen eines Streites oder des Verlusts eines liebgewonnenen Haustieres. Angst hatte ich nur vor Referaten, großer Höhe und Spinnen. Eines Abends fand ich den geschwollenen Lymphknoten an meinem Hals – und dann war alles anders.

Plötzlich musste ich mich vor Haarausfall fürchten, vor der Chemotherapie, vor dem Tod. Mein Herz schmerzte wegen der Frage, ob es meine Schuld war, erkrankt zu sein; und beim Anblick der kranken Kinder zerbrach es. Innerhalb weniger Momente erweiterte sich mein Gefühlsspektrum in eine Richtung, die ich nie kennenlernen wollte. Zum ersten Mal kam meine Welt ins Wanken: Ich war behütet aufgewachsen, doch vor dem Krebs konnte meine Familie mich nicht beschützen. Die vier Monate Therapie sind im Vergleich zu anderen Geschichten sicherlich eine kurze Zeit; für mich aber war es die Hölle.

Dann ist die Chemotherapie geschafft, und ehe ich mich versehe, darf ich die Station verlassen und in die Schule gehen. Obwohl es sich zu dem Zeitpunkt wie eine Ewigkeit anfühlt, geht alles unfassbar schnell und plötzlich sitze ich wieder im Unterricht, als hätte ich nicht gerade die schlimmste Zeit meines Lebens durchgemacht. Es ist ein komisches Gefühl; fast bin ich etwas enttäuscht. Ich schätze, meine Erwartungen an diesen Tag sind in den Himmel geklettert, während ich darauf hinarbeitete. Genau das war doch mein Ziel: Einfach wieder zur Normalität zurückkehren! Mein altes Leben wieder aufnehmen und dort weitermachen, wo wir aufgehört hatten! Tja, leider stellt sich heraus, dass das nicht möglich ist.

Denn natürlich ist nicht ALLES wieder gut, wie ich es jedem Einzelnen (und auch mir) gerne weismachen würde. Ja, ich bin wieder gesund. Ja, die meisten Nebenwirkungen sind verschwunden. Doch noch immer erfasst ein Taubheitsgefühl meine Hände. Meine Haare beginnen gerade erst, nachzuwachsen. Mein Körper ist geschwächt. Nachts liege ich stundenlang wach, durchlebe all die schrecklichen Momente wieder und wieder und weine mich in den Schlaf. Mir geht es nicht gut. All das Leid steht mir ständig vor Augen – und doch muss ich irgendwie einen Weg zurück in meinen Alltag, in mein Leben finden. Ich kann nicht mitten im Unterricht in Tränen ausbrechen. Ich kann nicht in jeder Pause ins Bad rennen, um meinen Hals nach Lymphknoten abzusuchen. Ich muss es irgendwie schaffen, mich von meiner Angst und meiner Traurigkeit nicht überwältigen zu lassen, zumindest für den Moment. Aber wie soll ich das schaffen, wenn ich die mitleidigen Blicke und vorsichtigen Fragen aller aushalten muss? Sie meinen es nicht böse. Das weiß ich und ich nehme es ihnen auch nicht übel. Im Gegenteil, ich bin dankbar für ihre Anteilnahme. Wie könnten sie verstehen, wie gespalten ich in meinem Inneren bin? Voller Furcht, wieder zu erkranken, und doch dankbar, gesund zu sein? Gefüllt mit Wut und Verzweiflung angesichts des Leids auf der Welt, und trotzdem verzückt vom Leben? Traurig und melancholisch, aber dennoch überglücklich? Ich bin froh, zur Schule gehen zu können und all die lieben Menschen wiederzusehen– die ganze Zeit über sehnte ich mich nach nichts anderem. Aber es ist schwer.

Mehr als ein Jahr nach meiner Diagnose schreibe ich diese Worte gerade auf – und gestehe mir ein, dass es auch heute noch schwierig ist, sich im Leben zurechtzufinden. Doch wem geht es eigentlich nicht so? Ich bin in psychotherapeutischer Behandlung – und mir geht es besser. Ich denke, das war der schwerste Schritt: Mir einzugestehen, dass es mir nicht gut geht und dass ich Hilfe brauche. Ich bin weder dem Schicksal noch meinen Mitmenschen schuldig, nun auf ewig fröhlich zu sein, weil ich überlebt habe. Versteh mich nicht falsch: Ich weiß, dass ich meinen Lieben viel Kummer bereitet habe – doch verpflichtet mich dies nicht dazu, ihnen in Zukunft meine negativen Gefühle zu verschweigen, um sie zu beschützen. Ich bin dankbar für mein Leben – aber das heißt nicht, dass ich nur noch lachen und keine einzige Träne mehr vergießen darf. Niemand hat die Kraft, all seine Emotionen zu verstecken, und ich bin es mir selbst schuldig, um Hilfe zu bitten. Es ist in Ordnung, zu weinen – auch dann, wenn man seine Krankheit längst überstanden hat. Wenn die Tränen fließen, wurde über das Thema einfach noch nicht genug geweint – denn ich finde, das hat eine reinigende Wirkung. Ich lerne langsam, mit meiner Erkrankung umzugehen. Ich weiß nicht, ob ich je wieder so unbeschwert glücklich sein werde wie vor dem Krebs. Wo mir sonst ein Lächeln mit Leichtigkeit über die Lippen kam, da scheinen meine Mundwinkel manchmal fast zu schwer, um sie anzuheben … aber nur fast. Was ich weiß ist, dass ich wieder glücklich sein kann. So viele Momente, so viele Menschen haben es mir bereits bewiesen. An guten Tagen kann ich völlig befreit lachen. Und an schlechten Tagen sage ich mir immer noch:

„Alles wird gut."

## NACHWORT :)

Hey du!

Da wären wir also wieder. Und sieh dich bloß an! Ich bin so stolz auf dich. Wie weit du gekommen bist! Ob du oder einer deiner Lieben die Behandlung schon bewältigt habt oder ob ihr noch dabei seid, den Krebs zu besiegen, kann ich leider nicht wissen, aber fest steht: Du hast mich auf meinem Weg begleitet – dafür möchte ich mich bedanken. Ich hoffe, ich konnte dir im Gegenzug ein wenig Trost und Mut zuflüstern und vielleicht sogar eine Freundin in der schweren Zeit sein.

Erinnerst du dich noch an unser kleines Experiment? Ich möchte es jetzt mit dir wiederholen: Hole dir einen Spiegel und zeige mir dein schönstes Lächeln. Na los, hopp, hopp! Wahnsinn! Einfach nur wundervoll.

Kannst du dich noch an dein Lächeln erinnern, das du hattest, bevor du das Buch gelesen hast? Hat es sich verändert oder ist es gleich geblieben? Strahlst du mehr oder weniger Freude aus? Mein Lächeln hat sich verändert. Ich glaube, es ist mir nun kostbarer – weil ich gelernt habe, wie glühende Wut und tiefe Verzweiflung mein Gesicht verzerren können. Es hat für mich eine tiefere Bedeutung gewonnen.

Vielleicht geht es nur mir so, aber genau diesen Wert erkenne ich nun in meinem Lächeln.

Das Wichtigste ist hierbei sowieso, DASS du gerade gelächelt hast! Du hast es geschafft! Du hast dein Lächeln vor dem Krebs beschützen können. Er mag dir vieles angetan haben, aber deine Freude konnte er dir nicht nehmen. Das ist ganz allein dein Verdienst. Sei stolz darauf – sei stolz auf dich!

Ich wünsche dir für dein weiteres Leben Hoffnung und Zuversicht als deine engsten Freunde. Ich wünsche dir Menschen, die dich unterstützen und lieben und – obwohl sie es vielleicht nie nachvollziehen können – deinen Schmerz verstehen und deine Kraft wertschätzen. Ich wünsche dir unendlich viele Gründe zum Singen und Tanzen und Lachen und Glücklichsein. Ich wünsche dir das Wissen, dass du alles schaffen kannst … und natürlich Gesundheit.

Alles Liebe

Pia

## DANKSAGUNG :)

Es gibt so viele Menschen in meinem Leben, die mich während meiner Krankheit unterstützt haben, dass ich die Gelegenheit hier nutzen möchte, um mich bei ihnen zu bedanken. Gleichzeitig fürchte ich mich auch davor, diese Aufzählung zu schreiben, aus lauter Paranoia, jemanden zu vergessen.

Mein größter Dank gilt allen Ärzten und Krankenschwestern auf der Station D1 der Helios-Kliniken in Schwerin. Sie alle haben mir das Leben gerettet. Ohne sie wäre ich jetzt nicht mehr hier und könnte diese Worte nicht schreiben. Ein ganz besonderes Dankeschön geht an Dr. Helbing, die mich auch nach meiner Gesundung begleitet, und Dr. Prokop, der mein Interesse an der Medizin durch ein Praktikum in der Experimentellen Onkologie gefördert hat. Auch an die Therapeuten und Betreuer ein riesiges Dankeschön dafür, dass sie meine Nebenwirkungen gelindert und meine Zeit im Krankenhaus verschönert haben.

Ich danke allen kranken Kindern und ihren Geschwistern, die ich auf Station oder auf Kur kennenlernen durfte. Ihr inspiriert mich dazu, weiterzumachen und mein Bestes zu geben. Ihr werdet für immer einen besonderen Platz in meinem Herzen haben.

Wie könnte ich eine Danksagung schreiben, ohne meine wundervolle Familie zu erwähnen? Ihr seid immer für mich da und liebt mich bedingungslos. Vor allem meiner kleinen Schwester danke ich für ihre Aufopferung und Hilfsbereitschaft während meiner Erkrankung. Ich habe euch alle so lieb. Allen Freunden meiner Familie gilt natürlich auch ein Danke – dafür, dass ihr sie getröstet habt, als ich es nicht konnte.

Auch meinen Freunden gebührt ein herzliches Dankeschön und eine Runde Applaus. Lea, die auch das Cover für mein Buch gemalt hat, Marcus, Estelle, Natalie sowie Sophia und Elisa, die die beiden besten Betaleserinnen der Welt sind: Ihr alle dürft euch von mir eine Umarmung abholen.

Danke an Frau Jessa für Ihre weisen und fürsorglichen Worte. Durch Sie habe ich meinen Glauben nicht verloren. Frau Gergs danke ich dafür, dass sie stets ein Ohr für meine Probleme hat – seien es schreckliche Ängste oder nur der Alltag.

Außerdem möchte ich mich bei allen Lehrern – und insbesondere meiner damaligen Klassenlehrerin Frau Hagen – bedanken, die mich trotz vier Monaten Chemotherapie mit anschließendem Lockdown irgendwie durch die 10. Klasse gelotst haben.

Ein großes Dankeschön an alle Mitarbeiter der Syltklinik, die meine Kur zu einem unvergesslichen Erlebnis gemacht haben.

Dieses Buch wäre nicht entstanden, wenn nicht Annette von Kinderträume e.V. am ersten Tag meiner Chemotherapie vor meinem Krankenbett gestanden und mir meinen Herzenswunsch geschenkt hätte. Ich bedanke mich für die Unterstützung und Begeisterung, die du und dein Team diesem Buch entgegengebracht habt.

Nicht zuletzt möchte ich allen Blut- und Knochenmarkspendern applaudieren. Ihre Hilfe kommt wirklich an und kann Leben retten. Auch allen Spendern, die Organisationen wie Kinderträume e. V. oder Forschungseinrichtungen finanziell unterstützen, danke ich.